Chemie für Pflegeberufe

Werner Josef Pitsch

4., überarbeitete Auflage
66 Abbildungen, 10 Tabellen

H. v. Bechtold

1996
Georg Thieme Verlag Stuttgart · New York

Dr. med. Werner Josef Pitsch
Basilikastr. 26
55411 Bingen

Die Deutsche Bibliothek – CIP-Einheitsaufnahme

Pitsch, Werner Josef:
Chemie für Pflegeberufe : 10 Tabellen / Werner Josef Pitsch – 4., überarb. Aufl. – Stuttgart ; New York : Thieme, 1996

Wichtiger Hinweis: Wie jede Wissenschaft ist die Medizin ständigen Entwicklungen unterworfen. Forschung und klinische Erfahrung erweitern unsere Erkenntnise, insbesondere was Behandlung und medikamentöse Therapie anbelangt. Soweit in diesem Werk eine Dosierung oder eine Applikation erwähnt wird, darf der Leser zwar darauf vertrauen, daß Autoren, Herausgeber und Verlag große Sorgfalt darauf verwandt haben, daß diese Angabe dem Wissensstand bei Fertigstellung des Werkes entspricht. Für Angaben über Dosierungsanweisungen und Applikationsformen kann vom Verlag jedoch keine Gewähr übernommen werden. Jeder Benutzer ist angehalten, durch sorgfältige Prüfung der Beipackzettel der verwendeten Präparate und gegebenenfalls nach Konsultation eines Spezialisten festzustellen, ob die dort gegebene Empfehlung für Dosierungen oder die Beachtung von Kontraindikationen gegenüber der Angabe in diesem Buch abweicht. Eine solche Prüfung ist besonders wichtig bei selten verwendeten Präparaten oder solchen, die neu auf den Markt gebracht worden sind. Jede Dosierung oder Applikation erfolgt auf eigene Gefahr des Benutzers. Autoren und Verlag appellieren an jeden Benutzer, ihm etwa auffallende Ungenauigkeiten dem Verlag mitzuteilen.

Printed in Germany
Satz: Tutte Druckerei GmbH, Salzweg-Passau, gesetzt auf Monophoto 3000
Druck: Druckhaus Götz GmbH, Ludwigsburg

ISBN 3-13-663104-X 1 2 3 4 5 6

Vorwort zur 4. Auflage

Das Konzept der seitherigen Auflagen hat sich sehr bewährt.

Die nun vorliegende 4. Auflage begrenzt sich darauf, Fehler auszuräumen und mißverständliche Formulierungen in eindeutige Aussagen zu verändern.

Anregungen und Kritiken der Leser sind erwünscht und werden jederzeit gerne berücksichtigt.

Für die Durchsicht des Manuskripts möchte ich Herrn Dr. Ralf Lutterbach ganz herzlich danken.

Darüber hinaus gebührt den Mitarbeitern des Georg Thieme Verlags für die verständnisvolle und reibungslose Zusammenarbeit mein Dank.

Bingen, Frühjahr 1996 Werner Pitsch

Vorwort zur 1. Auflage

Chemie in der Ausbildung zur/zum Krankenschwester/-pfleger, Diätassistentin/-assistenten, Hebamme, Kinderkrankenschwester/-pfleger oder Altenpflegerin/-pfleger kann nicht Selbstzweck sein und darf nicht isoliert von dem jeweiligen Ausbildungsziel gesehen werden. Das Erlernen einer Unzahl von chemischen Formeln garantiert kein größeres Verständnis für die Probleme innerhalb des zukünftigen Aufgabengebietes. Darüber hinaus erschweren es unterschiedliche Zulassungskriterien sowie differierende Stoffpläne, eine gemeinsame Wissensbasis als Ausgangspunkt festzulegen. Dieses Buch setzt deshalb kein Wissen voraus, obwohl die weit überwiegende Mehrheit der Leser bereits Grundkenntnisse erworben hat.

Die notwendigen Grundlagen des Atomaufbaus und des Ablaufs einer chemischen Reaktion werden daher wahrscheinlich als relativ einfacher Einstieg anerkannt. Die medizinisch relevanten Stoffgruppen und Reaktionsabläufe im zweiten Teil des Buches können dann besser verstanden werden.

Selbstverständlich kann sich das Buch nicht auf „rein chemische" Kenntnisse beschränken. Biochemische und pathobiochemische Grundlagen sowie Kenntnisse der klinischen Chemie und der Lebensmittelchemie fließen mit in die Stoffauswahl ein.

Die erwähnten speziellen Krankheitsbilder sind als Beispiele zu verstehen und meist kleingedruckt. Für das chemische Verständnis sind sie primär nicht notwendig. Da allerdings die pathobiochemischen Abläufe in vielen Lehrbüchern nicht miterfaßt sind, versucht dieses Buch, als Nachschlagewerk den lernenden und examinierten Lesern eine Hilfestellung zu geben.

An dieser Stelle sei es mir erlaubt, Frau Maria Krause für die Anregung zu diesem Werk, den Damen Karin Zwiener und Jutta Goertz sowie den Herren Karl-Heinz Schöter, Frank Wende und Bernhard Josef Pitsch für die Diskussionsbeiträge während der Erstellung des Manuskripts und meinem Vater, Herrn Werner Pitsch, für die Korrektur ganz herzlich zu danken.

Daneben möchte ich aber die Mitarbeiter des Georg Thieme Verlags, insbesondere Frau Hedwig Dreher, nicht vergessen, die in besonders dankenswerter Weise bei der Ausgestaltung und Fertigstellung des Buches wesentlichen Anteil hatten.

Mainz, Sommer 1984 — Werner Josef Pitsch

Inhaltsverzeichnis

1 Atombau . . . 1
1.1 Elementarteilchen . . . 1
1.2 Elemente und ihre Isotope . . . 2
1.2.1 Radioaktive Isotope . . . 3
1.2.2 Radioaktive Strahlung . . . 4
1.2.3 Halbwertzeit . . . 5
1.3 Medizinische Bedeutung . . . 5
1.4 Zusammenfassung . . . 6

2 Periodensystem der Elemente . . . 8
2.1 Elektronenkonfiguration . . . 9
2.2 Schalenmodell . . . 9
2.3 Absorption- und Emissionspektroskopie . . . 10
2.4 Orbitalmodell . . . 11
2.5 Medizinische Bedeutung . . . 14
2.6 Magnetresonanztomographie . . . 15
2.7 Zusammenfassung . . . 16

3 Chemische Bindung . . . 18
3.1 Ionenbindung . . . 19
3.2 Atombindung (kovalente Bindung) . . . 20
3.3 Metallische Bindung . . . 20
3.4 Die Wasserstoff-Brückenbindung . . . 21
3.5 Moleküle . . . 24
3.6 Zusammenfassung . . . 24

4 Stoffverteilung . . . 26
4.1 Phasenbegriff . . . 27
4.2 Diffusion . . . 27
4.3 Osmose . . . 28
4.4 Konzentration . . . 30
4.5 Medizinische Bedeutung – onkotischer Druck . . . 31
4.6 Zusammenfassung . . . 33

5 Chemische Reaktion . . . 35
5.1 Erhaltungssätze . . . 35
5.2 Reaktionstypen . . . 38

5.2.1 Ion-Ion-Reaktion 39
5.2.2 Dissoziation 39
5.2.3 Substitutionsreaktion 39
5.2.4 Additions- und Eliminierungsreaktion 39
5.2.5 Redox-Reaktionen 40
5.2.6 Polymerisations- und Polykondensationsreaktion 41
5.3 Chemisches Gleichgewicht 42
5.3.1 Massenwirkungsgesetz 42
5.4 pH-Begriff 44
5.5 Medizinische Bedeutung 46
5.5.1 pH-abhängige Prozesse im menschlichen Organismus 46
5.5.2 Säure-Basen-Haushalt und seine Regulationsmechanismen 47
5.5.3 Puffersystem 47
5.6 Zusammenfassung 49

6 Biologisch wirksame Elemente und Verbindungen 51
6.1 Wasser 51
6.2 Mineralstoffe 52
6.2.1 Alkalimetalle 52
6.2.2 Erdalkalimetalle 54
6.2.3 Übergangsmetalle 55
6.2.4 Halogene 59
6.3 Toxische Substanzen 61
6.4 Katalysatoren biochemischer Reaktionen: Enzyme 63
6.4.1 Wirkungsweise der Enzyme 63
6.4.2 Allgemeine Aufgaben der Enzyme 64
6.4.3 Medizinische Bedeutung – Enzymdiagnostik 65
6.5 Zusammenfassung 66

7 Chemie des Kohlenstoffs 67
7.1 σ- und π-Bindung 68
7.2 Kohlenwasserstoffe 69
7.3 Substitution der Kohlenwasserstoffe 72
7.3.1 Halogenierte Kohlenwasserstoffe 72
7.3.2 Alkohole, Phenole, Ether 73
7.3.3 Amino- und Nitro-Verbindungen 74
7.3.4 Aldehyde und Ketone 75
7.3.5 Carbonsäuren 76
7.4 Medizinische Bedeutung 76
7.5 Zusammenfassung 77

8 Kohlenhydrate 79
8.1 Struktur und Eigenschaften der Kohlenhydrate 80
8.1.1 Monosaccharide 81
8.1.2 Disaccharide 82

8.1.3 Polysaccharide ... 83
8.1.4 Abkömmlinge der Kohlenhydrate ... 83
8.2 Verdauung und Absorption ... 84
8.3 Kohlenhydratstoffwechsel ... 84
8.3.1 Glykolyse ... 85
8.3.2 Biologische Oxidation ... 86
8.3.3 Gluconeogenese ... 88
8.4 Medizinische Bedeutung – Diabetes mellitus ... 88
8.5 Zusammenfassung ... 89

9 Proteine ... 91
9.1 Aminosäuren ... 91
9.1.1 Chemie und Eigenschaften der Aminosäuren ... 92
9.1.2 Aminosäurenstoffwechsel ... 94
9.1.3 Aminosäurenabbau ... 95
9.2 Proteine ... 96
9.2.1 Struktur und Eigenschaften der Proteine ... 96
9.2.2 Klassifizierung der Proteine ... 99
9.2.3 Trennmethoden ... 101
9.2.4 Medizinische Bedeutung – Immunglobuline ... 103
9.5 Zusammenfassung ... 108

10 Lipide (Fette) ... 109
10.1 Funktion der Lipide ... 109
10.2 Chemischer Aufbau und Struktur der Lipide ... 109
10.2.1 Triglyceride ... 110
10.2.2 Fettsäurestoffwechsel ... 111
10.2.3 Cholesterin ... 112
10.3 Trennung von Lipiden ... 113
10.4 Medizinische Bedeutung – Hyperlipidämie ... 115
10.5 Zusammenfassung ... 117

11 Nucleinsäuren ... 119
11.1 Struktur und Aufbau der Nucleinsäuren ... 119
11.2 Aufgaben und Funktion der Nucleinsäuren ... 120
11.3 Virusinfektion ... 122
11.4 Abbau der Nucleinsäuren ... 123
11.5 Medizinische Bedeutung – Hyperuricämie ... 124
11.6 Zusammenfassung ... 125

12 Grundzüge der Ernährung ... 126
12.1 Nährstoffbedarf ... 127
12.2 Ausnutzung der Nahrung ... 128
12.3 Sättigungswert ... 130
12.4 Verdauung und Absorption ... 131

13 Chemie und Umwelt 132
13.1 Kunststoffe 132
13.2 Farbstoffe 133
13.3 Waschmittel 134
13.4 Chemischer Pflanzenschutz 135
13.5 Cancerogene Substanzen 136

Quellenverzeichnis 138
Sachverzeichnis 139

1 Atombau

Bausteine jeder Materie sind die Atome. Das Atom ist im Durchmesser 10^{-10} m klein. Es besteht aus einem zentralen Atomkern und dem perinucleären* Raum, der „Atomhülle“. Der Kern enthält zwar fast die ganze Masse des Atoms (99,95%), ist aber im Durchmesser nur 10^{-14} m groß und somit 10000mal kleiner als das Gesamtatom. Dieser Größenrelation entspricht ein 2 cm großer Tischtennisball in einem 200 m großen Fußballstadion, das von einem 100 m hohen Dach überbaut und von einem 100 m tiefen Keller unterhöhlt ist.

1.1 Elementarteilchen

Im Atom unterscheidet man drei Elementarteilchen. Die im Kern lokalisierten **Nucleolen**** trennt man nach ihrer elektrischen Ladung in die positiv geladenen **Protonen** und die neutralen **Neutronen**. Die negativ geladenen **Elektronen** bewegen sich mit einer Geschwindigkeit von 10000 km pro Sekunde um den Kern herum ($^1/_{30}$ Lichtgeschwindigkeit). Man kann sie weder genau lokalisieren noch deren genauen Aufenthaltsort exakt berechnen. Lediglich mit der Genauigkeit von 90% kann man den wahrscheinlichen Aufenthaltsort der Elektronen angeben. Man definiert die Elektronen als dreidimensional schwingende, elektrisch negative Ladung, die mit einer hohen Wahrscheinlichkeit in einem bestimmten Raum um den Atomkern herum lokalisiert ist (Abb. **1**).

Die Masse der Nucleolen ist annähernd gleich groß: $1{,}67 \cdot 10^{-24}$ g. Dagegen kann man die Masse eines Elektrons, die um knapp zweitausendfach geringer ist, in der Massenbetrachtung vernachlässigen.

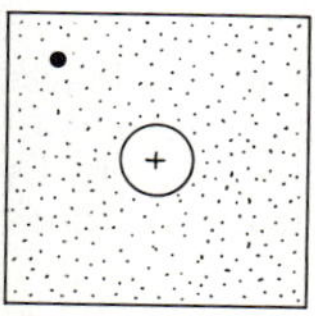

^1_1H

Abb. 1 Atomaufbau. Bildausschnitt aus einem Wasserstoff-Atom. In der Mitte liegt der Atomkern. Er besteht aus einem Proton. Zufällig fliegt gerade das Elektron durch den Bildausschnitt. Es hält sich in einem Raum um den Atomkern auf, der im Durchmesser 10000fach größer ist als der Kern. In diesem Kern gibt es keine Neutronen

* peri, lat. um, herum; nucleus, lat. Kern
** nucleolus, lat. Kernteilchen, Kernkörperchen

Das Gesamtatom ist elektrisch neutral. Somit befinden sich in jedem Atom immer gleich viele Protonen und Elektronen. Lediglich die Anzahl der Neutronen kann in engen Grenzen variieren.

1.2 Elemente und ihre Isotope

Die Atome der verschiedenen Elemente unterscheiden sich durch die Anzahl der Protonen im Atomkern und somit auch durch die Anzahl der Elektronen in der Atomhülle.

Beispiel: Das einfachste Atom ist das Wasserstoff-Atom. Es besteht aus dem kleinsten Kern, der lediglich nur ein Proton enthält. Da es wie jedes andere Atom elektrisch neutral ist, bewegt sich auch gerade nur ein Elektron in dem perinucleären Raum. Entsprechend dem oben beschriebenen Gesetz sind alle Atome, die gerade ein Proton im Kern aufweisen, dem Element Wasserstoff zuzuordnen. Umgekehrt gilt der Satz genauso: Jedes Wasserstoff-Atom besitzt nur ein Proton. Es ist gekennzeichnet durch eine positive Ladung im Atomkern. Die **Kernladungszahl**, oder auch **Ordnungszahl** genannt, beträgt für die Wasserstoff-Atome 1.

Die Anzahl der Neutronen dagegen kann variieren. So besitzen mehr als 99,9 % der natürlich vorkommenden Wasserstoff-Atome im Atomkern kein Neutron, doch findet man auch in 0,01 % der Wasserstoff-Kerne ein Neutron und, wenn auch nur in sehr wenigen Atomkernen, zwei Neutronen. Die Masse der einzelnen Wasserstoff-Atome ist also durchaus verschieden. Diese Varianten des Wasserstoffs sind die **Isotope** des Wasserstoffs. Sie unterscheiden sich durch die unterschiedlichen Massenzahlen (**Massenzahl = Anzahl der Nucleolen**).

Zur Vereinfachung hat man alle chemischen Elemente international einheitlich gekennzeichnet. Das chemische Symbol für Wasserstoff ist ein H (Hydrogenium). Zusätzlich kann man nun noch kenntlich machen, welches der drei verschiedenen Isotope man meint. So schreibt man als Index die Kernladungszahl und als Hochzahl die Massenzahl *vor* das chemische Symbol:

$^{1}_{1}\mathbf{H}$, $^{2}_{1}\mathbf{H}$ und $^{3}_{1}\mathbf{H}$ sind die drei Isotope des Wasserstoffs.

Der aufmerksame Leser wird feststellen, daß die Angabe der Kernladungszahl vor dem chemischen Symbol unnötig ist, da die Wasserstoff-Atome immer nur ein Proton im Kern besitzen. Hierdurch sind sie charakterisiert. Es bleibt dem Leser vorbehalten zu entscheiden, inwieweit er diese Angabe als Information oder als verwirrende Zahlensymbolik auffaßt.

Ein weiteres wichtiges Element ist der Kohlenstoff. Jedes Kohlenstoff-Atom besitzt sechs Protonen. Die Kernladungszahl (Ordnungszahl) ist somit 6. Es gibt aber auch bei diesem Element verschiedene

Isotope: 98,9 % der natürlichen Kohlenstoff-Atome besitzen 6 Protonen und 6 Neutronen und somit 12 Nucleolen. Die Massenzahl beträgt 12. Entsprechend symbolisiert man diese Kohlenstoffatome $^{12}_{6}C$ (Carboneum).

Darüber hinaus kennt man auch Kohlenstoff-Atome mit sieben Neutronen und entsprechend 13 Masseteilchen, sowie Kohlenstoff-Atome mit einer Massenzahl von 14. Die drei Isotope des Kohlenstoffs symbolisiert man entsprechend:

$$^{12}_{6}C \qquad ^{13}_{6}C \qquad ^{14}_{6}C$$

Die Isotope unterscheiden sich durch die unterschiedliche Anzahl der Nucleolen bzw. Masseteilchen. Die Masse einer Substanz ist eine Eigenschaft, die durch die Gewichtskraft zum Ausdruck kommt. Da – wie oben erwähnt – die Masse eines einzelnen Kernteilchens $1{,}6 \cdot 10^{-24}$ g beträgt, liegt die Atommasse eines Kohlenstoffisotop $^{12}_{6}C$ bei $12 \cdot 1{,}6 \cdot 10^{-24}$ g und die Atommasse eines $^{14}_{6}C$-Isotop bei $14 \cdot 1{,}6 \cdot 10^{-24}$ g. Diese Absolutwerte, die **absoluten Atommassen**, sind zwar recht genaue Massenangaben, aber für die Praxis sehr unhandlich. Deswegen ist man überein gekommen, die einzelnen Atommassen miteinander zu vergleichen. Als Vergleichswert bezieht man sich definitionsgemäß auf das Kohlenstoff-Atom. Die Verhältniszahlen, die man hierbei erhält, nennt man die **relativen Atommassen**. Die relative Atommasse des Kohlenstoffs beträgt genau 12. Das Element Wasserstoff erhält bei diesem Vergleich die relative Atommasse von 1,00797.

Da sich das Element Wasserstoff aus den drei oben genannten Isotopen zusammensetzt, muß man die mittlere Atommasse entsprechend der Isotopenhäufigkeit berechnen und erhält die von 1 abweichende relative Atommasse.

Die relativen Atommassen der einzelnen Elemente kann man dem Periodensystem der Elemente entnehmen.

1.2.1 Radioaktive Isotope

In der Regel wird ein Element aus mehreren Isotopen gebildet. Dabei entspricht die Anzahl der Neutronen in etwa der Zahl der Protonen. Die Neutronen kann man sich als eine Art Kittsubstanz vorstellen, die die positiven Ladungen miteinander verbinden. Sie gewähren somit die Stabilität des Atomkerns. Ein „Mangel“, aber auch ein „Überschuß“ von Neutronen führt zu einer labilen bzw. zu einer instabilen Situation und dem Auseinanderbrechen des Atomkerns. So sind z. B. die oben genannten Isotope $^{3}_{1}H$ und $^{14}_{6}C$ nicht stabil: Eines der „überschüssigen“ Neutronen spaltet sich in ein positiv und ein negativ geladenes Teilchen. Das negativ geladene Teilchen, das als Elektron angesehen werden kann, wird mit hoher Energie aus dem Atomkern „abgestrahlt“. Diese **Kernstrahlung** ist in der Lage, eine

Fotoplatte zu belichten und kann über diese Eigenschaft nachgewiesen werden. Das instabile Atom, das unter Aussendung von Kernstrahlung zerfällt, bezeichnet man als radioaktiv bzw. als **Radionuklid**. Im Atomkern allerdings bleibt eine *zusätzliche* positive Ladung zurück. Die Anzahl der Protonen hat sich um eins erhöht. Die Anzahl der Masseteilchen (Nucleolen) ist gleich geblieben. Das Verhältnis von Neutronen zu Protonen hat sich zugunsten der Protonen verändert (Abb. **2**). Dies aber bedeutet, daß ein neues Atom mit einer höheren Ordnungszahl entstanden ist.

$$^{3}_{1}H \rightarrow \, ^{3}_{2}He + e^{-} \quad (He = Helium)$$

$$^{14}_{6}C \rightarrow \, ^{14}_{7}N + e^{-} \quad (N = Nitrogenium = Stickstoff)$$

Aus dem Isotop des Wasserstoffs entsteht ein Heliumatom und aus dem Kohlenstoff-Isotop $^{14}_{6}C$ ein Atom mit der Kernladungszahl 7 und somit ein Isotop des Stickstoffs.

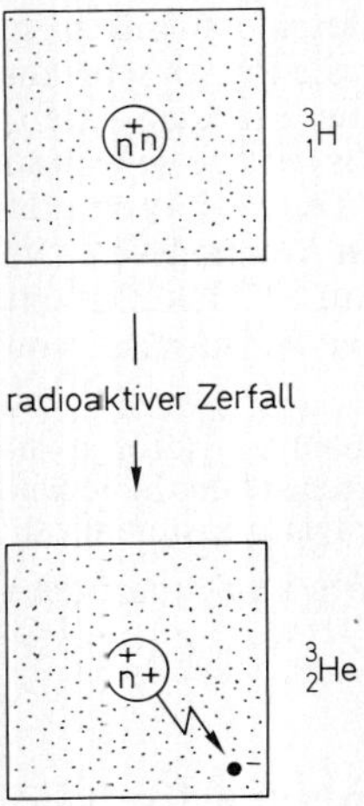

Abb. 2 Radioaktives Isotop. In diesem Bildausschnitt sieht man den Atomkern eines seltenen Wasserstoff-Atoms, des Tritium. Es besitzt drei (griech. tri) Masseteilchen: ein Proton (+) wie alle Wasserstoff-Atome und zwei Neutronen (n). In dieser Zusammensetzung ist der Atomkern nicht sehr stabil. Ein Neutron zerfällt. Die negative Ladung wird „abgestrahlt", zurück bleiben zwei Protonen und ein Neutron

1.2.2 Radioaktive Strahlung

Instabile, radioaktive Isotope können drei verschiedene Kernstrahlungsarten aus ihren Atomkernen aussenden:

– **α-Strahlung** ist eine Teilchenstrahlung und besteht aus einem Verband von 2 Protonen und 2 Neutronen.
– **β-Strahlung** ist ebenfalls eine Teilchenstrahlung und entspricht den oben erwähnten Elektronen. (Diese Elektronen dürfen nicht mit den Elektronen der Atomhülle verwechselt werden!)

– **γ-Strahlung** dagegen ist eine extrem energiereiche, *masselose* Strahlung. Sie gehört, wie die Radiowellen, das sichtbare Licht, die UV-Strahlung und die Röntgenstrahlung, zur elektromagnetischen Strahlung, ist allerdings wesentlich energiereicher und somit auch gefährlicher!

1.2.3 Halbwertzeit

Der Zerfall der radioaktiven Atome kann durch kein Mittel beschleunigt oder gebremst werden. Radioaktive Atome zerfallen, gleichgültig ob sie hohen oder niederen Temperaturen oder ob sie großen oder geringen Drücken ausgesetzt sind. Es besteht auch keine Möglichkeit zu bestimmen, welches von den vorhandenen Atomen als nächstes zerfallen wird. Erfahrungsgemäß läßt sich allerdings die für jedes radioaktive Isotop charakteristische Zeit angeben, in der gerade die Hälfte der anfangs vorhandenen Atome zerfallen sein wird. Diese Zeit nennt man Halbwertzeit. Sie ist eine charakteristische Größe für die einzelnen instabilen Isotope und kann von millionstel Sekunden bis zu Billionen von Jahren reichen. Als Faustregel gilt, daß in der zehnfachen Halbwertzeit nahezu die gesamte Menge einer radioaktiven Substanz zerfallen sein wird.

1.3 Medizinische Bedeutung

Die Isotope eines chemischen Elementes können zwar unterschiedlich viele Neutronen aufweisen und somit stabil oder instabil = radioaktiv sein. In den chemischen Eigenschaften unterscheiden sich die Isotope eines Elements – bis auf geringe Ausnahmen – aber nicht. So war und ist es möglich, den Stoffwechselweg verschiedener Substanzen im Organismus kenntlich zu machen, indem man die zu beobachtende Substanz radioaktiv markiert und die freiwerdende Strahlung als Erkennungsmerkmal benutzt.

In der Diagnostik von Schilddrüsenerkrankungen kann man das radioaktive Iodisotop, ^{131}I, verwenden. Dieses ^{131}I wird, da es die gleichen Eigenschaften wie die stabilen Iod-Isotope besitzt, vorwiegend in der Schilddrüse aufgenommen, verstoffwechselt und als Bestandteil des Schilddrüsenhormons in der Hormondrüse gespeichert und nur bei Bedarf abgegeben. Da aber nun immer ein gewisser Teil des radioaktiven Iod zerfällt, kann man die freiwerdende Strahlung über dem Organ messen. Man kann somit sowohl die Größe als auch die Funktion der Drüse bestimmen. Eine normale Drüse speichert das Iod gleichmäßig.

Erkrankte Areale der Schilddrüse können besonders viel Iod verstoffwechseln, da sie unkontrolliert viel Hormon produzieren. Über diesen Bezirken kann man eine entsprechend höhere Radioaktivität messen und bezeichnet solche Areale als „heiße Knoten". Ein „kalter Knoten" ist entsprechend ein Schilddrüsenanteil, der kein Iod aufnimmt, speichert und umsetzt. Mißt man die Radioaktivität zu verschiedenen Zeiten über dem Organ, so kann man differenzieren, ob eine Normal-, Unter- oder Überfunktion der Drüse vorliegt.

Die bildliche (graphische) Darstellung der Organe mittels radioaktiv markierter Substanzen bezeichnet man als **Szintigraphie**, z. B. Herz-, Lungen-, Leber-, Nieren- oder Knochenszintigraphie.

Aber auch unter therapeutischen Gesichtspunkten macht man sich die Radioaktivität zunutze: Unter bestimmten, für den Patienten ungünstigen Bedingungen kann man ein Schilddrüsen-Carcinom* nicht immer operativ entfernen. Hier wird man zur Reduktion des Tumors eine deutlich höhere Dosis ^{131}I injizieren, so daß die Konzentration in der Schilddrüse besonders stark ansteigt und die entsprechend hohe Strahlung den Tumor zerstört. Falls der Tumor kein Iod speichert, kann man ihn nur von außen bestrahlen.

Ein weiteres Anwendungsbeispiel in der Medizin ist der **Radioimmunoassay** (RIA). Die Methode ermöglicht den Nachweis geringster Substratmengen mittels radioaktiv markierter Antikörper**.

1.4 Zusammenfassung

Ein Atom ist das kleinste Teilchen eines Atomkerns. In dem Atomkern konzentriert sich die Masse des Atoms: sie besteht aus positiv geladenen Protonen und neutralen Neutronen. In der Atomhülle bewegen sich negativ geladene Elektronen.

Die Atome eines Elementes sind charakterisiert durch die gleiche Anzahl von Protonen im Atomkern. Sie besitzen die gleiche Kernladungszahl (gleiche Protonenzahl). Die Anzahl der Neutronen dagegen kann variieren. Atome des gleichen Elementes mit unterschiedlicher Neutronenzahl nennt man Isotope des Elementes. Isotope können stabil oder instabil sein. Isotope eines Elementes besitzen die gleichen chemischen Eigenschaften des Elementes. Instabile Isotope sind dadurch gekennzeichnet, daß sie in einem bestimmten Zeitintervall zerfallen unter Aussendung von energiereicher Strahlung aus ihren Atomkernen. Man nennt sie auch radioaktive Isotope. Beim radioaktiven Zerfall treten aus den Atomkernen α-, β- oder γ-Strah-

* Carcinom, griech. Krebs; nach Hippokrates: alle nicht heilenden Geschwüre

** Antikörper: anti, griech. gegen; gegen eine Substanz (Antigen) gerichteter Abwehrkörper. Antigene können Krankheitserreger, fremdes, aber auch körpereigenes Eiweiß sein lung aus. Die Zeit, in der die Hälfte der Atomkerne radioaktiv verfallen ist, nennt man Halbwertzeit.

Radioaktive Isotope mit kurzer Halbwertzeit werden in der Medizin zur Lokalisations- und Funktionsdiagnostik im Rahmen der szintigraphischen Untersuchung angewendet. Im Labor helfen radioaktiv markierte Antikörper zum Nachweis von geringsten Substratmengen, z. B. bei Hormonbestimmungen. Zuletzt finden radioaktive Substanzen auch Anwendung in der Behandlung bösartiger Erkrankungen.

2 Periodensystem der Elemente

Bisher ist bei der Betrachtung des Atomaufbaus folgendes festzuhalten:

- Die Anzahl der Protonen, die Kernladungszahl, bestimmt die Zugehörigkeit zu einem Element.
- Die Anzahl der Neutronen kann in engen Grenzen variieren.
- Die Neutronen sind verantwortlich für die Stabilität der Atomkerne, haben aber, bis auf geringe Ausnahmen, keinen Einfluß auf die chemischen Eigenschaften der Atome.

Es lag nun nahe, die chemischen Elemente nach ihrer charakteristischen Kernladungszahl aufzulisten, beginnend mit dem kleinsten Atom, dem Wasserstoff-Atom mit der Kernladungszahl 1, über das Helium-Atom, Kernladungszahl 2, das Lithium-Atom, Kernladungszahl 3, bis hin zu den größten Atomen. Heute kennt man 105 verschiedene Elemente.

Bei der näheren Betrachtung dieser Liste fiel auf, daß sich in regelmäßigen Abständen immer wieder Elemente bezüglich ihrer physikalischen und chemischen Eigenschaften stark ähneln. Aufgrund der regelmäßigen Wiederkehr der chemisch ähnlichen Elemente kann man diese untereinander gruppieren, ohne die durch die Ordnungszahl (Kernladungszahl) festgelegte Reihenfolge aufgeben zu müssen.

Das Periodensystem der Elemente listet somit alle Elemente nach folgenden zwei Kriterien auf:

1. Kernladungszahl/Ordnungszahl,
2. Chemische Eigenschaften.

Man erhält acht Hauptgruppen. Jede Gruppe enthält nur Elemente, die sich chemisch sehr ähnlich verhalten. In der achten Hauptgruppe sind z. B. die Elemente zusammengefaßt, die sehr ungern mit anderen Substanzen chemische Verbindungen eingehen und auf ihre „Eigenständigkeit" als Einzelatome nicht verzichten wollen. Selbst untereinander bilden sie keine Verbindungen aus. Sie bewegen sich frei und ungebunden und werden aufgrund dieser auffälligen Eigenschaft als Edelgase bezeichnet. Der Begriff verdeutlicht darüber hinaus, daß dieser Atomzustand der Edelgase, die Edelgaskonfiguration, besonders erstrebenswert sein muß. Der Schlüssel für die charakteristischen Eigenschaften der einzelnen Elemente liegt in der besonderen Anordnung der Elektronen in der Atomhülle.

2.1 Elektronenkonfiguration

Zur Wiederholung: Elektronen sind negativ geladene Teilchen, die sich mit hoher Geschwindigkeit im perinucleären Raum aufhalten. Sie kompensieren* die positiven Ladungen des Atomkerns, so daß das Gesamtatom elektrisch neutral erscheint.

Darüber hinaus ist das Atom in der Lage, mittels den Elektronen Verbindungen mit anderen Atomen „zu knüpfen". Art und Anzahl der möglichen chemischen Verbindungen sind von Element zu Element bzw. von Elementgruppe zu Elementgruppe recht unterschiedlich. Vor allem die Energiebetrachtung zeigt, daß die einzelnen Elektronen trotz ihrer gleichen Ladung, Größe und Masse ganz verschiedene Energien aufweisen. Diese Energiedifferenzen beruhen auf einer unterschiedlichen Anordnung der Elektronen im perinucleären Raum.

Beispiel: Die Elektronenanordnung ist gerade aus energetischen Überlegungen heraus bei den Elementen der achten Hauptgruppe, den Edelgasen, besonders günstig und wird – wie im folgenden noch näher erläutert wird – von allen anderen Atomen angestrebt.

2.2 Schalenmodell

Der Physiker Niels Bohr entwickelte im Jahr 1913 das Schalenmodell (Abb. 3). Hierbei legte er fest, daß die Elektronen sich auf ganz genau definierten Umlaufbahnen möglichst nahe um den Atomkern herum bewegen. Die Umlaufbahnen bezeichnete er als Schalen. Auf diesen Schalen kann sich abhängig vom Energiegehalt immer nur eine bestimmte Anzahl von Elektronen aufhalten: die dem Atomkern am nächsten gelegene K-Schale kann 2 Elektronen, die nächsten beiden (L- und M-Schale) jeweils acht Elektronen aufnehmen.

In der achten Hauptgruppe, der Gruppe der Edelgase, sind gerade die Elemente zusammengefaßt, die vollständig besetzte Schalen auf-

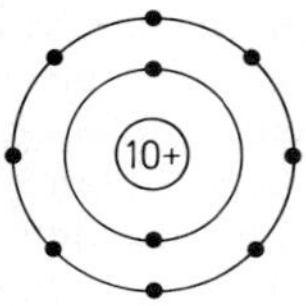

Ne

Abb. 3 Schalenmodell. Im Atommodell nach Bohr bewegen sich die Elektronen auf Schalen um den Atomkern. Die erste Schale (K-Schale) faßt maximal zwei Elektronen, die nächste (L-Schale) faßt weitere acht Elektronen. In dem abgebildeten Beispiel eines Neon-Atoms sind die beiden ersten Schalen voll besetzt

* kompensieren, lat. ausgleichen

weisen. Helium, mit der Ordnungszahl 2, besitzt zwei Elektronen im perinucleären Raum, die beide auf der K-Schale Platz finden. Neon, Ordnungszahl 10, besitzt 10 Elektronen, von denen sich zwei auf der K-Schale und weitere acht Elektronen auf der L-Schale bewegen. Beide Schalen sind vollständig aufgefüllt. Solche vollbesetzte Elektronenschalen sind energiegünstige Zustände und von daher besonders stabil. Das ist auch der Grund, warum diese Elemente ihren „idealen" Zustand nur ungern aufgeben und kaum eine Verbindung mit anderen Substanzen eingehen.

2.3 Absorption- und Emissionspektroskopie

Bietet man Atomen eines Elements Energie in Form von Lichtenergie an, so sind sie in der Lage, Licht bestimmter Wellenlänge zu absorbieren. Auch im Wiederholungsfall wird immer nur Licht dieser konkreten Wellenlänge von den Atomen aufgenommen. Durch diese charakteristische Energiemenge, auch Energiequant genannt, gelangen Elektronen von einer kernnahen Schale auf eine kernfernere, äußere Schale. Das Energiequant wird benutzt, um Elektronen auf ein höheres Energieniveau anzuheben. Nach einer gewissen Zeit gehen die angeregten Atome wieder in ihren Grundzustand über. Das Elektron „springt" von der äußeren Schale wieder zurück auf seinen Ausgangspunkt. Die hierbei freiwerdende Energie wird emittiert (lat. von sich geben, ausstoßen) (Abb. **4**).

Sowohl bei der Absorption als auch bei der Emission können die Energiequanten gemessen werden. Die daraus resultierenden Ergebnisse, die Energiespektren, sind für die einzelnen Atome charakteristisch. Sie spiegeln das Abbild der Elektronenanordnung wider. In jedem einzelnen Atom sind zahlreiche, genau definierte und somit charakteristische Energiezustände möglich. Die Elektronen unterschiedlicher Schalen repräsentieren verschiedene Energiemengen. Darüber hinaus beinhalten aber auch die Elektronen einer einzigen Schale differierende Energiequanten.

Beispiel: Die Atome des Elements Natrium, mit der Ordnungszahl 11, besitzen 11 Elektronen. Hiervon bewegen sich zwei auf der K-Schale, acht auf der L-Schale und ein Elektron auf der M-Schale, d. h. die elf Elektronen bewegen sich auf drei verschiedenen Energiestufen. Aber auch die acht Elektronen der L-Schale benötigen verschiedene Energiemengen (Energiequanten), um auf eine höhere Energiestufe angehoben werden zu können. Diese acht Elektronen beinhalten verschiedene Energien und sind somit nicht identisch. Das Schalenmodell von Bohr kann diese Diskrepanz allerdings nicht ausreichend erklären.

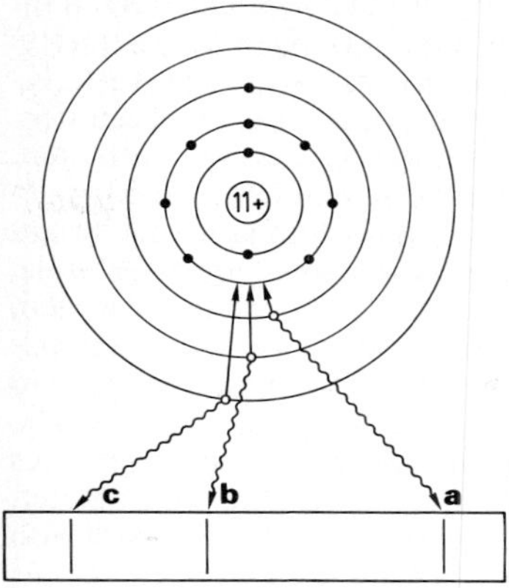

Abb. 4 Emissionspektrum. Beim Rücksprung eines angeregten Elektrons auf eine kernnahe Schale wird Energie frei. Die Höhe der Energie hängt davon ab, von welcher äußeren Schale das Elektron „zurückspringt"; so wird entweder die Energiemenge **a** oder **b** oder **c** frei – diese ergeben jeweils charakteristische Spektrallinien

2.4 Orbitalmodell

Das Orbitalmodell resultiert aus den Untersuchungen und Berechnungen der Quantenphysik. Die bisherigen Kenntnisse über den Atomaufbau und die Elektronenkonfiguration müssen nicht aufgegeben, sondern lediglich erweitert werden.

Man unterscheidet im perinucleären Raum weiterhin sieben Hauptenergiestufen – entsprechend den K-, L-, M-, N-, O-, P- und Q-Schalen. Allerdings werden innerhalb einer Energiestufe die Elektronen aufgrund ihrer verschiedenen Energieinhalte weiter unterteilt. Die mathematisch berechneten Aufenthaltsräume der Elektronen einer Energiestufe bezeichnet man als Orbitale. In einem Orbital können sich maximal zwei Elektronen aufhalten, die sich in ihrer Eigendrehung unterscheiden (Spin). Somit gleicht selbst innerhalb derselben Energiestufe (Schale) kein Elektron dem anderen.

Man kennt vier verschiedene Orbitaltypen: s-, p-, d- und f-Orbitale. Beachtet man den Modellcharakter, so kann man sich die s-Orbitale als kugelförmige und die p-Orbitale als hantelförmige Aufenthaltsräume der Elektronen vorstellen (Abb. **5**).

Die einzelnen Hauptenergiestufen (Schalen) bieten entsprechend ihrer räumlichen Nähe zum Atomkern nur Platz für eine bestimmte Anzahl von Orbitalen. In der kernnahen, ersten Energiestufe (K-Schale) ist lediglich ein s-Orbital lokalisiert. Auf diesem können sich, wie in jedem anderen Orbital, maximal zwei Elektronen aufhalten. Die erste Energiestufe ist, wie wir bereits wissen, mit zwei Elektronen vollständig aufgefüllt. Die zweite Energiestufe beinhaltet wiederum ein s-Orbital sowie drei senkrecht aufeinander stehende p-Orbitale. In diesen vier Orbitalen können sich je zwei Elektronen fortbewegen, so daß die zweite Energiestufe (L-Schale) mit acht Elektronen maximal besetzt ist. In der dritten Energiestufe (M-Schale) findet man außer dem s- und den drei p-Orbitalen auch fünf d-Orbitale. Die Energie der d-Orbitale ist allerdings höher als das Energieniveau des s-Orbitals der vierten Energiestufe (N-Schale). Dies aber bedeutet, daß die dritte Energiestufe ebenfalls schon mit acht Elektronen „voll besetzt" ist.

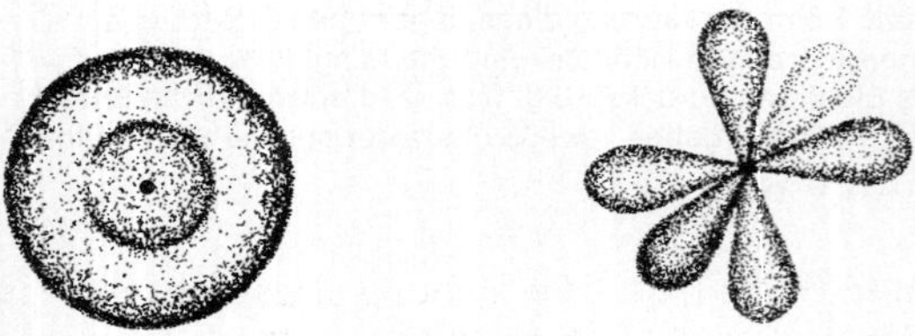

s-Orbitale der 1. und 2. Energiestufe

p-Orbitale

Abb. 5 Orbitalmodell. Die Räume, in denen sich die Elektronen mit hoher Wahrscheinlichkeit aufhalten, sind durch die Punkte dargestellt. Die s-Orbitale sind kugelförmig, die p-Orbitale ragen hantelförmig in die drei Richtungen des Raumes. Auf jedem Orbital bewegen sich maximal zwei Elektronen

Beispiel: Im perinucleären Raum des Kalium-Atoms, Ordnungszahl 19, bewegen sich 19 Elektronen. Hiervon füllen zwei die erste Energiestufe (K-Schale), acht weitere Elektronen die zweite Energiestufe (L-Schale) und die Elektronen 11 bis 18 die s- und p-Orbitale der dritten Energiestufe (M-Schale). Das 19te Elektron könnte sich auf einem der d-Orbitale der M-Schale bewegen. Es bevorzugt aber das s-Orbital der vierten Energiestufe (N-Schale), da dies dem Atomkern näher und somit energiegünstiger ist (s. Abb. **6a**).

Im Kalium-Atom sind die Elektronen auf die ersten vier Energiestufen verteilt. Deswegen findet man es im Periodensystem der Elemente in der vierten Periode.

Energiestufe (Schale)	Orbital s	p	d	f
1 (K)	●●			
2 (L)	●●			
		●● ●● ●●		
3 (M)	●●			
		●● ●● ●●		
4 (N)	●0			
		00 00 00	00 00 00 00 00	
5 (O)	00			
		00 00 00	00 00 00 00 00	
6 (P)	00			
		00 00 00	00 00 00 00 00	00 00 00 00 00 00 00
7 (Q)	00		00 00	00 00 00 00 00 00 00

●● mit Elektronen besetztes Orbital, als Beispiel wurde **Kalium** gewählt

Jedes 0 kennzeichnet einen möglichen Aufenthaltsort für Elektronen in den verschiedenen Orbitalen der einzelnen Energiestufen. Man beachte, daß die d-Orbitale weiter entfernt vom Atomkern und somit auf einem höheren Energieniveau liegen als die s-Orbitale der nächst höheren Energiestufe

Abb. 6 a Ernergieniveau der Orbitale

Allgemein kann man festhalten, daß die Stellung eines Elements im Periodensystem über folgende Punkte Auskunft gibt:

1. Anzahl der Protonen und somit auch der Elektronen (Ordnungszahl),
2. Die mittlere relative Atommasse (Massenzahl),
3. Anzahl der Hauptenergiestufen, auf denen sich die Elektronen bewegen (Periode, d.h. horizontale Reihe),
4. Anzahl der Elektronen auf der äußersten Hauptenergiestufe (Gruppenzugehörigkeit).

Folgendes modifizierte **Periodensystem** berücksichtigt lediglich die medizinisch relevanten Elemente.

Periode	Hauptgruppen I	II	III	IV	V	VI	VII	VIII	Nebengruppen								Schale
1	**H**							He									K
2	Li	–	B	**C**	**N**	**O**	F	Ne									L
3	**Na**	*Mg*	Al	Si	**P**	**S**	**Cl**	Ar									M
4	**K**	**Ca**	–	–	As	–	Br	Kr	– – –	Cr	Mn	*Fe*	Co	Ni	*Cu*	*Zn*	N
5	–	Sr	–	–	–	–	I	Xe	– – –	–	–	–	–	–	Ag	Cd	O
6	–	Ba	–	–	–	–	–	Rn	– – –	–	–	–	–	–	Au	Hg	P
7	–	Ra															Q

Beispiel: Das Element Kalium (K) findet man in der ersten Hauptgruppe und der vierten Periode. Es besitzt die Ordnungszahl 19 und die Massenzahl 39. Dies bedeutet, daß ein Kalium-Atomkern aus 19 Protonen und 20 Neutronen besteht (Ordnungszahl 19 + Neutronenzahl 20 = Massenzahl 39). Des weiteren bewegen sich die 19 Elektronen auf vier Energiestufen. Die ersten drei Hauptenergiestufen sind vollbesetzt. Auf der vierten und äußersten (vierte Periode) bewegt sich ein Elektron (erste Hauptgruppe). Allgemein gilt somit, daß alle Elemente der ersten Hauptgruppe ein Elektron auf ihrer äußersten Energiestufe besitzen; die Elemente der zweiten Hauptgruppe besitzen entsprechend zwei Elektronen, die der dritten Hauptgruppe drei Elektronen auf ihrer äußersten Energiestufe usw.

2.5 Medizinische Bedeutung

Natrium und Kalium sind zwei Metalle, die in einer bestimmten Konzentration im menschlichen Serum vorhanden sein müssen. Durch verschiedenste Erkrankungen und Stoffwechselstörungen kann es zu Konzentrationsverschiebungen kommen, die dringend behandelt werden müssen. Somit ist die Bestimmung der Natrium- und Kalium-Konzentration eine der am häufigsten durchgeführten Laboruntersuchungen in der Medizin. Hierbei wird eine genau definierte Menge Serum mit konstantem Druck in eine Flamme gesprüht. Dadurch überführt man die nachzuweisenden Atome in einen energiereicheren Zustand. Jetzt mißt man die von den angeregten Atomen emittierte Energie. Diese ist für die einzelnen Elemente charakteristisch und – bei sonst konstanten Bedingungen – nur von der Konzentration der Metalle abhängig. Je mehr Atome im Serum vorhanden sind, desto intensiver ist die emittierte Lichtenergie und umgekehrt. Im Vergleich mit Normkurven kann man mit dieser Methode, der Flammenspektrophotometrie, die Konzentration der Substanzen ablesen.

Andere medizinisch bedeutende Elemente, wie z. B. Calcium (Ca), Magnesium (Mg), Kupfer (Cu) und Zink (Zn), mißt man mittels der Absorptionspektrophotometrie. Hierbei bestimmt man das Verhältnis der Lichtintensität vor und nach Durchtritt des Lichts durch die zu messende Lösung. Sind in dem Serum viele Atome vorhanden, so werden entsprechend viele charakteristische Energiequanten absorbiert. Die austretende Lichtenergie nimmt mit höherer Substratkonzentration immer mehr ab.

Beachte: Die Konzentration von Kalium ist innerhalb der Körperzellen etwa vierzigfach höher als im Serum. Somit muß man sowohl beim Transport als auch schon bei der Blutentnahme darauf achten, daß man nicht die Blutzellen zerstört. Mögliche Fehler sind: Ein zu großer Sog oder eine zu dünne Kanüle bei der Entnahme, Schütteln oder Stoßen der Blutröhrchen während des Transportes zum Labor. Auch Verunreinigungen der Röhrchen können zur Auflösung (Hämolyse) der Blutzellen führen und somit zu hohe Konzentrationen vortäuschen.

2.6 Magnetresonanztomographie

Die Magnetresonanztomographie ist eine moderne Untersuchungsmethode. Sie gehört wie die Sonographie und die Röntgenuntersuchung zu den bildgebenden Verfahren. Man nennt sie auch Kernspintomographie. Der zu untersuchende Patient wird einem starken Magnefeld und einer hochfrequenten Energie (Radiowelle) ausgesetzt.

Grundlage der Untersuchung ist die physikalische Wechselwirkung (Magnetisierung) zwischen einem statischen Magnetfeld und den Atomkernen chemischer Elemente (z. B. H, C, P usw.). Ähnlich der Elektronen (s. Orbitalmodell) besitzen die meisten Atomkerne einen Eigendrehimpuls, bewegen sich also um die Kernachse. Diese Drehbewegung des Kerns nennt man auch **Kernspin** (Abb. **6b**). Da bewegte Ladungen elektrischen Strom bedeuten, stellt auch der rotierende Atomkern einen Kreisstrom dar. Dieser Kreisstrom baut ein schwaches Magnetfeld auf. Man kann einen solchen Atomkern mit winzigen Stabmagneten vergleichen. Nord- und Südpol sind vom Drehsinn des Atomkerns abhängig.

Bringt man die willkürlich rotierenden Atomkerne in ein großes, statisches Magnetfeld, richtet sich die Kernachse so aus, daß das schwache induzierte Magnetfeld in einem Gleichgewichtszustand parallel zu den Feldlinien des statischen Magnetfeldes liegt. Durch ein zusätzlich außen angelegtes, hochfrequentes magnetisches Zusatz-

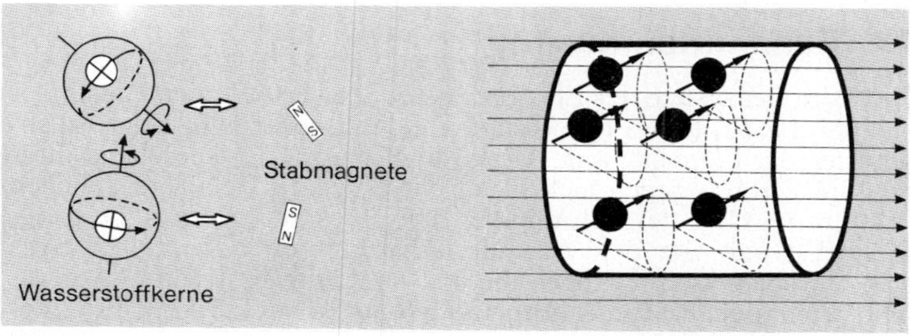

Abb. 6b Kernspin. Der rotierende Wasserstoffkern ist vergleichbar mit einem winzigen Stabmagneten. Er richtet sich in seinem äußeren Magnetfeld gemäß der Feldlinien des Magnets aus.

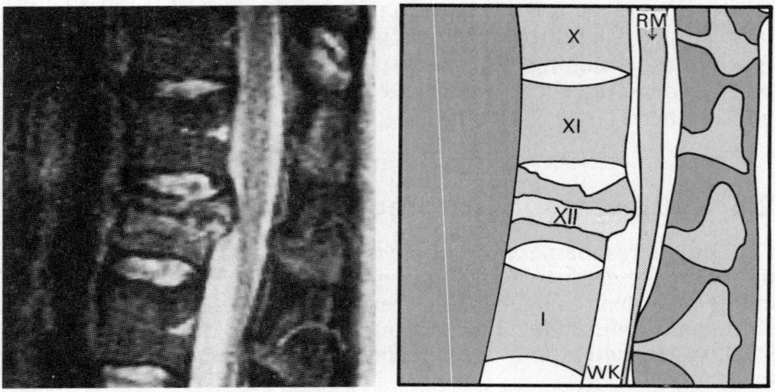

Abb. 6c Magnetresonanztomographie. Auf dem Bild erkennt man einen Knochenbruch des XII Brustwirbelkörpers mit Verlagerung von Knochenstücken in den Wirbelkanal **WK** ohne Einklemmung des Rückenmarks **RM**.

feld senkrecht zu dem statischen Magnetfeld nehmen die rotierenden Atomkerne genau die für sie passende Energie auf, die notwendig ist, um sie aus dem Gleichgewicht zu bringen und damit aus der Feldrichtung herauszudrehen. Man spricht hierbei von der **Quermagnetisierung**.

Nach Abschalten der äußeren hochfrequenten Energie (Radiowelle) kehren die Kerne wieder in den Gleichgewichtszustand zurück, d.h. die Quermagnetisierung nimmt mit einer für die jeweiligen Kerne charakteristischen Geschwindigkeit ab. Die sog. Abklingkurve wird von einem Meßinstrumentarium in Form von Energieimpulsen empfangen. Mit Hilfe dieser Signale kann ein Computer die Zusammensetzung des zu untersuchenden Körpers berechnen (Abb. **6c**).

2.7 Zusammenfassung

Das Periodensystem der Elemente listet über 100 Elemente nach der Anzahl der Protonen (Ordnungszahl) und den chemischen Eigenschaften der Elemente auf. Atome sind neutral. Entsprechend ihrer Protonenzahl bewegen sich gleich viele negativ geladene Teilchen (Elektronen) in der Atomhülle. Die Elektronen sind bestrebt, möglichst nah um den Atomkern herum sich aufzuhalten. Aus energetischen Überlegungen heraus sind nur bestimmte Aufenthaltsorte möglich. Zur Veranschaulichung entwickelte der Physiker Nils Bohr 1913 das Schalenmodell.

Aus Untersuchungen und Berechnungen der Quantenphysik resultiert das Orbitalmodell. Orbitale sind mathematisch berechnete

Aufenthaltsräume der Elektronen und entsprechen einem bestimmten Energieniveau dieser Elektronen. In einem Orbital können sich maximal zwei Elektronen aufhalten, die sich in ihrer Eigendrehung unterscheiden (Spin). Somit gleicht selbst innerhalb derselben Energiestufe (Orbital/Schale) kein Elektron dem anderen.

Auch die Atomkerne drehen sich um eine gedachte Drehachse. Diese Drehbewegung der Kernteilchen nennt man Kernspin. Die gezielte Ablenkung des Kernspins in einem äußeren, starken Magnetfeld nutzt man in der Magnetresonanztomographie (Kernspintomographie) zur bildlichen Darstellung der Körperstrukturen. Es können dadurch ohne Strahlenbelastungen exzellente Aussagen über Knochen-, Knorpel-, Sehnen-, Muskel-, Nerven- und Parenchymveränderungen im Organismus getroffen werden.

3 Chemische Bindung

Atome kommen in der Regel nicht einzeln vor. Lediglich die schon bekannten Edelgase bilden hier eine Ausnahme. Der Grund für das unterschiedliche chemische Verhalten der Elemente liegt in der Elektronenanordnung. Die Edelgase besitzen eine ideale Elektronenkonfiguration. Hier sind die negativen Ladungen symmetrisch um den Atomkern verteilt und die Orbitale voll besetzt.

Die anderen Atome können diesen energiegünstigen Zustand nur erreichen, indem sie sich untereinander arrangieren, d. h. chemische Verbindungen ausbilden. Hierbei verwenden sie lediglich die Elektronen der unvollständig besetzten Orbitale der äußersten Energiestufe (Schale). Entsprechend der Anordnung im Periodensystem (S. 13) stehen den Elementen folgende Elektronen zur Ausbildung einer chemischen Verbindung zur Verfügung:

1. Hauptgruppe, Alkalimetalle	1 Elektron
2. Hauptgruppe, Erdalkalimetalle	2 Elektronen
3. Hauptgruppe, Erdmetalle (Bor-Gruppe)	3 Elektronen
4. Hauptgruppe, Übergangselemente	4 Elektronen
5. Hauptgruppe, Stickstoff-Gruppe	5 Elektronen
6. Hauptgruppe, Chalkogene (Erzbildner)	6 Elektronen
7. Hauptgruppe, Halogene (Salzbildner)	7 Elektronen
8. Hauptgruppe, Edelgase	8 Elektronen

Auf die Elemente der Nebengruppen, bei denen auch d- und f-Orbitale unvollständig aufgefüllt sind, kann hier nicht näher eingegangen werden.

Die Arrangements (**chemische Bindungen**), die die Atome untereinander ausbilden, werden üblicherweise in vier verschiedene Typen unterteilt: die Ionenbindung, die Atom- oder kovalente Bindung, die metallische Bindung und die Wasserstoff-Brückenbindung. Als Ergebnis resultieren die **Moleküle**. Bei den folgenden Betrachtungen muß der Leser immer den Modellcharakter bedenken. In der Natur sind die Übergänge fließend.

3.1 Ionenbindung

Bei einer Ionenbindung verzichtet ein Partner auf seine freien Elektronen, während der zweite diese Elektronen übernimmt und seine unvollständig besetzten Orbitale auffüllt. Dabei geben beide ihre elektrische Neutralität auf; der Spender, auch Elektronendonator* genannt, wird durch die Elektronenabgabe zum Kation und der Empfänger, auch Elektronenakzeptor genannt, wird zum Anion. Die verschieden geladenen Ionen ziehen sich an und bilden, sofern die Gesamtladung des Moleküls neutral ist, eine stabile Verbindung (Abb. 7).

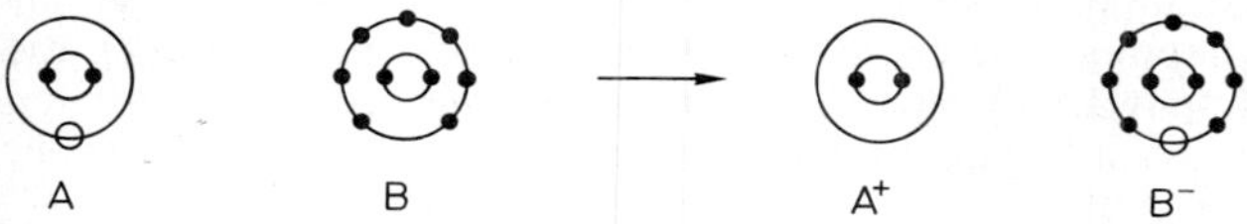

Abb. 7 Ionenbindung. Die Substanz B übernimmt von A dessen „einsames" Elektron auf der äußersten Energiestufe und füllt damit seine eigene Energiestufe vollständig auf. Diese nun gegensinnig geladenen Ionen (A^+ und B^-) ziehen sich an und bilden die Verbindung aus

Allgemein kann man festhalten, daß die Elemente der drei ersten Hauptgruppen, die Metalle, als Elektronenspender in der Natur auftreten. Die Elektronenabgabe, die im Abschn. 5.2.5 (s. S. 40 f) unter dem Begriff der Oxidation noch näher besprochen wird, geschieht nicht freiwillig, sondern bedarf einer gewissen Menge von Energie. Je mehr Elektronen abgegeben werden sollen, desto mehr Energie muß zur Ausbildung der Verbindung aufgewandt werden. Es ist deshalb verständlich, daß es viel zu aufwendig wäre, wenn die Elemente der fünften bis siebten Hauptgruppe ihre 5 bis 7 Elektronen der äußersten Energiestufe abgeben würden. Sie begegnen uns daher meist als Elektronenakzeptoren.

Genauere Auskunft über das Reaktionsverhalten der Atome in chemischen Verbindungen gewinnt man mittels des **Elektronegativitätkonzepts**. Dieses von L. Pauling entwickelte Denkmodell beschreibt, wie stark ein neutrales Atom ein weiteres Elektron an sich ziehen kann, bzw. wie ungern es ein Elektron abgibt. Hierbei gilt:

- Je näher die Elektronen um den Atomkern herum lokalisiert sind, desto stärker werden sie von diesem angezogen.
- Je mehr Elektronen sich auf der äußersten Energiestufe aufhalten, desto größer ist das Bestreben des Atoms, seine Energiestufe aufzufüllen, desto höher ist die Elektronegativität (EN).

Die höchste Elektronegativität besitzt demnach ein kleines Atom, das eine fast vollständig aufgefüllte Energiestufe (Elektronenschale) aufweist: das

* donare, lat. geben, schenken

Fluor-Atom (EN = 4,0). Geringe Elektronegativität besitzen die Alkalimetalle, Lithium (EN = 1,0), Natrium (EN = 0,9) und Kalium (EN = 0,8).

Somit kann man voraussehen, wie sich Atome verbinden, welcher Partner eine größere Affinität zu den Elektronen besitzt und deswegen die Elektronen stärker an sich zieht.

3.2 Atombindung (kovalente Bindung)

Im Gegensatz zur Ionenbindung, bei der sich zwei unterschiedlich geladene (polarisierte) Ionen anziehen, verbinden sich bei der Atombindung zwei gleich oder ähnlich polarisierte Partner. Die Atome nähern sich dabei so weit, daß sich die unvollständig besetzten Orbitale überlappen. Die ehemals einsamen Elektronen benutzen die sich überlappenden Orbitale gemeinsam. Sie bewegen sich zwischen den beiden Atomkernen und verbinden diese als negativ geladener Gegenpol (s. Abb. **8**).

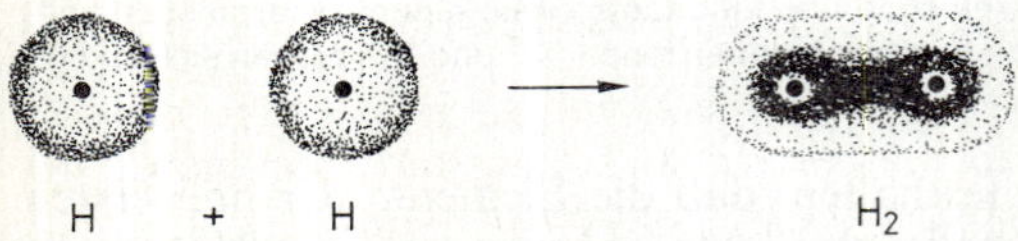

Abb. 8 Atombindung. Zwei Wasserstoff-Atome benutzen gemeinsam ihre Elektronen. Die Kerne ziehen dabei die negativen Ladungen gleich stark an

Diese Art der Bindung wird vor allem vom Kohlenstoff bevorzugt. Aber auch immer dann, wenn die Elektronegativität der Bindungspartner nicht deutlich voneinander verschieden ist, akzeptieren sich die Atome als gleichwertige Partner und bilden kovalente (auch: homöopolare, homöos, griech. ähnlich, gleich) Bindungen aus.

3.3 Metallische Bindung

Eine metallische Bindung (Abb. **9**) existiert zum Beispiel in einem Eisenstab. Hier liegen die Eisen-Atome geordnet in einem Gitter so dicht beieinander, daß die Bindungsorbitale ähnlich wie bei der Atombindung überlappen. Die Elektronen bewegen sich allerdings frei zwischen den Atomrümpfen hindurch. Sie sind nicht mehr an Einzelatomen lokalisiert. Man spricht deswegen auch von einem Elektronengas.

So wird verständlich, wieso ein kalter Metallstab elektrischen Strom besser leitet als ein erwärmter. Durch die zugeführte Wärmeenergie werden die Atome in stärkere Bewegung versetzt, dabei wird die regelmäßige Gitterstruktur des Metalls gestört und der Elektronenfluß (= bewegte elektrische Ladung = Strom) beeinträchtigt.

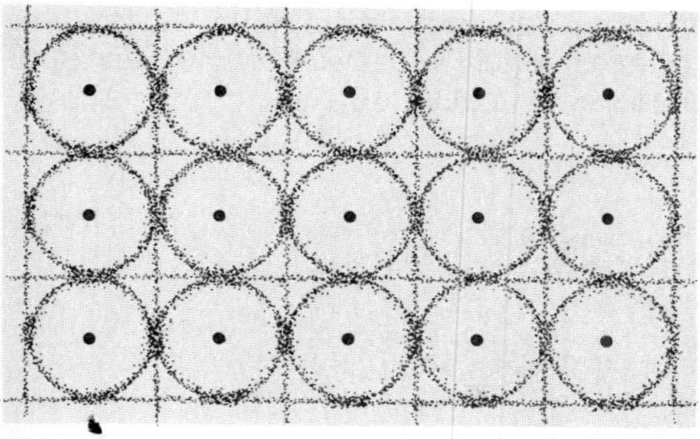

Abb. 9 Metallische Bindung. Die Bindungselektronen bewegen sich frei auf den sich überlappenden Energiestufen zwischen den gitterförmig angeordneten Atomkernen. Sie sind delokalisiert; d.h. sie sind nicht streng einem oder zwei Atomen zugeordnet

3.4 Die Wasserstoff-Brückenbindung

Wasserstoff besitzt, wie in Kap. 1 schon besprochen, 1 Elektron auf seiner ersten Energiestufe (Schale). Zum Erlangen der Edelgaskonfiguration kann der Wasserstoff drei Wege einschlagen:

1. Aufnahme eines weiteren Elektrons und Auffüllen der ersten Energiestufe,
2. Abgabe des Elektrons,
3. Ausbildung einer Atombindung mit Elementen, die eine ähnliche Elektronegativität aufweisen.

In den ersten beiden Fällen geht der Wasserstoff eine Ionenbindung ein. Da die meisten Elemente eine höhere Elektronegativität besitzen als Wasserstoff (Elektronegativität = 2,1), trifft man Wasserstoff meist als Elektronendonator (Weg 2) und nur selten als Elektronenakzeptor (Weg 1) an. Weg 3 ist der häufigste Bindungstyp in der organischen Chemie. Grundgerüst fast aller organischen Moleküle sind Verbindungen zwischen Kohlenstoff und Wasserstoff. Da beide Elemente ähnliche Elektronegativitäten besitzen, C: 2,5 und H: 2,1, bilden sie Atombindungen aus.

Darüber hinaus gibt es auch Übergänge zwischen Ionen- und Atombindungen. Als Beispiel sei das Wassermolekül näher skizziert. Hierbei reagiert Wasserstoff mit Sauerstoff. Sauerstoff, chemisches Symbol O (Oxygenium), steht im Periodensystem in der zweiten Periode und der sechsten Hauptgruppe. Somit bewegen sich auf der äußersten (zweiten) Energiestufe sechs Elektronen. Zum Auffüllen dieser „Schale“ benötigt ein Sauerstoff-Atom zwei weitere Elektronen. Es muß deswegen zwei Bindungen mit zwei Wasserstoff-Atomen ausbilden, da jedes Wasserstoff-Atom nur ein Elektron mit in die Bindung einbringen kann. Der Chemiker spricht vom zweiwertigen Sauerstoff und vom einwertigen Wasserstoff (s. Abb. **10**).

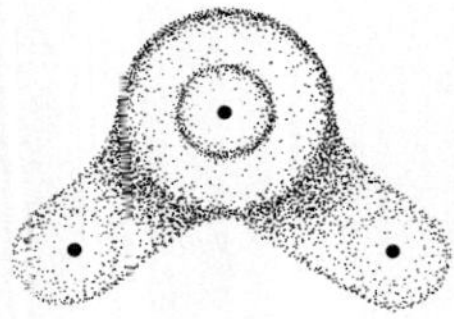

oder

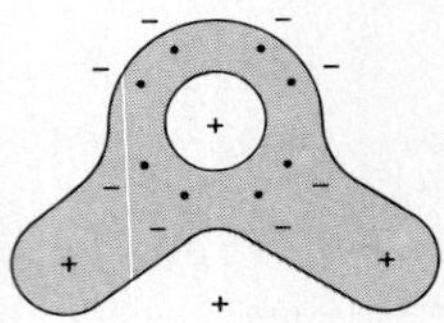

Abb. 10 Wasser

Die **Summenformel** H_2O ist eine internationale Abkürzung für ein Wasser-Molekül und faßt die Bestandteile des Moleküls zusammen.

Symbolisiert man jeweils zwei Elektronen der äußersten Energiestufen durch einen Bindestrich, so erhält man die **Strukturformel** des Moleküls. Entsprechend der räumlichen Anordnung der Orbitale ragen die Elektronenpaare in bestimmte Richtungen des Raumes.

Wasser-Moleküle sind abgewinkelt. Aufgrund der größeren Elektronegativität des Sauerstoffs zieht er die Elektronen stärker an als die Wasserstoff-Atome. Zusätzlich ragen gegenüber den Wasserstoff-Sauerstoff-Bindungen zwei weitere voll besetzte Orbitale des Sauerstoffs in den Raum (s. Abb. 10). Dadurch kommt es zu einer geringen asymmetrischen Ladungsverteilung innerhalb des Moleküls. Überwiegen am Wasserstoff-Ende die positiven Ladungen der Wasserstoff-Kerne, so dominieren am Sauerstoff-Ende die negativ geladenen Elektronen. Diese Ladungsverteilung (Polarisierung), die man nicht mit einer Ionenbindung verwechseln soll, charakterisiert diese Moleküle als **Dipolmoleküle**. Sie lagern sich so aneinander an, daß die gegensinnig geladenen Enden sich anziehen. Diese Wechselwirkungen zwischen den einzelnen Molekülen sind beim Wasser so ausgeprägt, daß die freien Elektronenpaare des Sauerstoffs mit den positiven Wasserstoff-Atomen benachbarter Moleküle schwache Bindungen ausbilden, die **Wasserstoff-Brücken** (Abb. **11**). Durch die Vielzahl von Verknüpfungen erlangen sie ihre große Bedeutung auch bei der Erhaltung der räumlichen Struktur von Eiweißmolekülen und Nucleinsäuren (s. Kap. 11). Sie ermöglichen es auch, daß Wasser trotz seiner niedrigen relativen Molekülmasse bei Zimmertemperatur noch als Flüssigkeit vorliegt. Andere gleich große Moleküle, wie das Methan (CH_4, relative Molekülmasse 16) oder Ammoniak (NH_3, relative Molekülmasse 17), liegen bei Zimmertemperatur als Gasmoleküle vor, da sie keine so ausgeprägte Dipolwirkung aufweisen können.

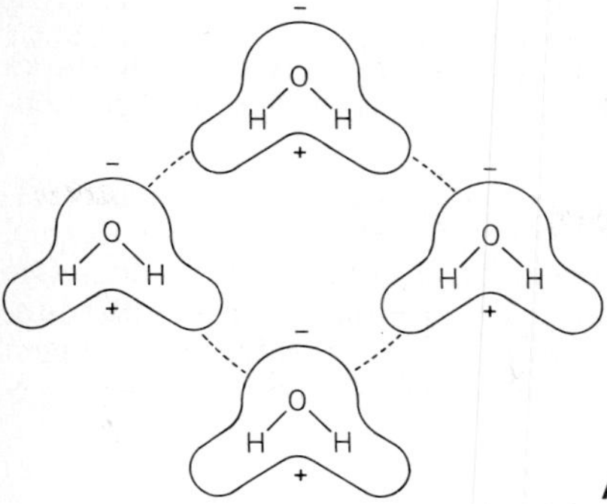

Abb. 11 Wasserstoff-Brückenbindung

Wasser ist ein polares Lösungsmittel. In ihm lösen sich nur polar aufgebaute Moleküle. Darüber hinaus umgeben Wasser-Moleküle auch vorhandene Ionen. Die Wasseranlagerung an Ionen, auch Hydratation genannt, ist abhängig von der Feldstärke des Ions. So kann ein kleines Lithium-Ion mehr Wasser-Moleküle in seiner Hydrathülle (Abb. **12**) fixieren als das größere Kalium-Ion (Li^+ 13 H_2O, K^+ 4 H_2O). Durch die große Hydrathülle ist das Lithium-Ion in einer wäßrigen Lösung größer als das Kalium-Ion und vermag schlechter durch enge Poren hindurchzutreten; z. B. durch die Poren einer Zellmembran.

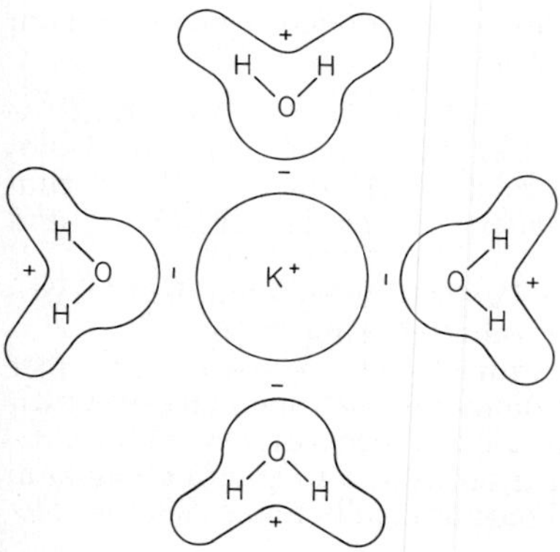

Abb. 12 Hydrathülle

3.5 Moleküle

Moleküle sind die Produkte „energiebewußter“ Atome, die durch das Arrangement (chemische Bindung) einen energiegünstigen Zustand erreichen.

Es reagieren dabei sowohl gleiche Atome als auch verschiedene Partner in unterschiedlicher Zahl miteinander. Mit der Summenformel faßt der Chemiker die Einzelbestandteile knapp zusammen. Die Strukturformel berücksichtigt die Elektronenpaare, die die Bindungen ausbilden. Da die einzelnen Orbitale in verschiedene Richtungen des Raumes hinausragen, sind die meisten größeren Moleküle abgewinkelt.

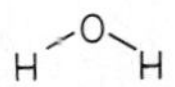

H_2O

Strukturformel Summenformel

Makromoleküle sind große Moleküle mit einer relativen Molekülmasse von 10000 und mehr. Hierzu zählen Cellulose, Stärke (s. Abschn. 8.1.3, S. 83), Eiweißmoleküle (s. Abschn. 9.2, S. 96), Nucleinsäuren (s. Kap. 11, S. 119), Kunststoffe (s. Abschn. 13.1, S. 132) sowie Farbstoffe (s. Abschn. 13.2, S. 133).

3.6 Zusammenfassung

Atome verknüpfen sich miteinander zu Molekülen unter Ausbildung einer chemischen Bindung. Dabei arrangieren sich die miteinander reagierenden Atome dahingehend, daß sie einen für sie energiegünstigeren Zustand anstreben. Der energiegünstigere Zustand kann durch eine Neuanordnung der Elektronen erreicht werden. Hierzu bestehen prinzipiell vier Möglichkeiten:

- bei der *Ionenbindung* tritt ein Partner eins oder mehrere Elektronen an den anderen Partner ab. Der Elektronenspender wird zum positiv geladenen Ion (Kation) und der Elektronenempfänger zum Anion. Die unterschiedlich geladenen Ionen ziehen sich an und bilden die Ionenbindung aus,
- bei der *Atombindung* nutzen die Partner im Molekül die Elektronen der äußersten Energiestufe zum Teil gemeinsam,
- bei der *metallischen Bindung* ordnen sich die Atome in einer Gitterstruktur an, so daß die Bindungselektronen sich frei zwischen den Atomrümpfen hindurch bewegen können.
- Die *Wasserstoff-Brückenbindung* beruht auf intermolekularen Elektronenverschiebungen und daraus resultierenden Dipolmole-

külen. Die Ladungsumverteilung in den Molekülen begünstigt geringe Wechselwirkungen zwischen benachbarten Molekülen, die aber in ihrer Vielzahl von großer Bedeutung für die räumliche Struktur und Eigenschaften, z. B. des Wassers, aber auch von Eiweißmolekülen und Nucleinsäuren sind.

Moleküle sind Produkte „energiebewußter" Atome, die durch das Arrangement (chemische Bindung) einen energiegünstigen Zustand erreichen. Mit der Summenformel bezeichnet man das einfachste ganzzahlige Verhältnis der Atome in einer Verbindung. Die Strukturformel weist jedes vorhandene Atom eines Moleküls einzeln auf und zeigt die miteinander eingegangenen Bindungen durch Bindungsstriche an.

4 Stoffverteilung

Im menschlichen Organismus laufen fast alle Prozesse im flüssigen Milieu ab. Ausgenommen sind lediglich die Vorgänge in den Atemwegen und in den Knochen. Man unterteilt den Körper in drei Flüssigkeitsräume (Abb. **13**):

- Intrazellularraum,
- Intersitium oder auch Zellzwischenraum, } Extrazellularraum
- Intravasalraum (Gefäße).

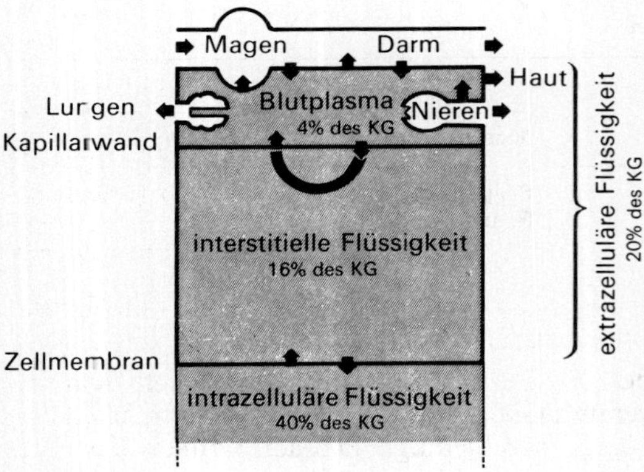

Abb. 13 Flüssigkeitsräume und Wasseraustausch im Organismus (aus [1])
KG = Körpergewicht

Das Wasser ist hierbei das entscheidende Flüssigkeitsmedium, in dem die einzelnen Substanzen gelöst sind. Nach der Teilchengröße unterscheidet man die Lösungen folgendermaßen:

Lösungsart	Partikelgröße	Teilchenart
echte Lösungen	-10^{-9} m	Moleküle
kolloidale Lösungen	-10^{-7} m	Makromoleküle
Suspension	$> 10^{-7}$ m	Blutzellen

4.1 Phasenbegriff

Nicht alle natürlichen Substanzen sind polar aufgebaut und somit wasserlöslich. Versucht man, Öl in Wasser zu lösen, so wird man auch durch heftigstes Schütteln oder durch Erwärmung des Gemisches keine homogene Lösung erhalten. In solchen heterogenen Systemen sind die Komponenten voneinander getrennt. Es liegt ein Zweiphasen-System vor. Man kann eine Phasengrenze zwischen den Öl- und Wasseranteilen erkennen. Im Gegensatz dazu sieht man bei einem Gemisch aus Wasser und Alkohol keine Phasengrenze und spricht dann von einer einzigen Phase. Wasser kann aber auch alleine als Zweiphasen-System vorliegen. Kühlt man es bis auf den Gefrierpunkt ab, so bildet sich an der Oberfläche eine Eisschicht und der reine Stoff Wasser ist durch eine Phasengrenze getrennt.

Vier medizinisch relevante Phasenkombinationen sind in Tab. **1** aufgeführt.

Tabelle 1 Phasensysteme

Gelöster Stoff	Lösungsmedium	
	flüssig	gasförmig
fest	Suspension	Aerosol (Staub)
flüssig	Emulsion	Nebel

Medikamente werden häufig als Suspension injiziert oder als Aerosol oder Nebel fein verstäubt inhaliert.

Im Dünndarm werden die mit der Nahrung zugeführten Fette als Emulsion aufgeschwemmt. Dieser Vorgang wird vor allem durch den Einfluß der Gallensäuren beschleunigt. Danach können die Fette leichter durch die Verdauungsenzyme gespalten und „verdaut" werden.

4.2 Diffusion

Unter Diffusion versteht man die gleichmäßige Verteilung einer Substanz in einem Lösungsmittel.

Beispiel: Ein Zuckermolekül löst sich in einer Kaffeetasse auf, auch wenn von außen keine Energie auf dieses System einwirkt (keine Wärmezufuhr, kein Rühren). Selbst gegen die Schwerkraft verteilen sich die Zuckermoleküle in der Lösung, bis eine gleichmäßige Konzentration erreicht ist (Abb. **14**). Die bedeutende Kraft ist das Streben der Substanzen nach einem Konzentrationsausgleich. Hierbei nimmt die Unordnung im System deutlich zu. Lagen die zwei Substanzen (Zuckerwürfel und Kaffee) zu Beginn des Versuchs noch geordnet nebeneinander, so wurde diese Ordnung aufgegeben.

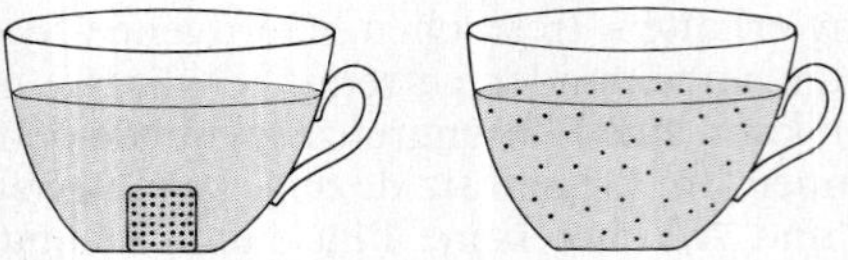

Abb. 14 Diffusion. Die Zuckermoleküle des Würfelzuckers verteilen sich gleichmäßig im Kaffee

Der **Grad der Unordnung** wird auch als **Entropie** bezeichnet. Ein Entropiezuwachs ist somit eine Zunahme der Unordnung in einem System und eine ganz wichtige Größe beim Ablauf chemischer und biologischer Prozesse.

Auch im Blut verteilen sich die gelösten Substanzen gleichmäßig, strömen in den Zellzwischenraum und in die Zellen ein, sofern die Poren der Zellmembranen groß genug sind. Diese Diffusionskräfte erleichtern den Stoffaustausch von Wasser, Ionen, Nährstoffen und Abbauprodukten.

4.3 Osmose

Die Osmose ist eine Sonderform der Diffusion. Hier ist ein Konzentrationsausgleich verschieden konzentrierter Lösungen durch eine **semipermeable Membran** behindert; das bedeutet: es können nur Moleküle bis zu einer bestimmten Größe die Poren der Membran passieren – dies ist in der Regel das Lösungsmittel, während für mindestens eine der gelösten Substanzen die Poren zu klein und damit die Membran undurchdringlich ist.

Beispiel: Erythrocyten in reinem Wasser. Innerhalb der Blutzellen sind verschiedene Substanzen gelöst. Die kleinen Moleküle können durch die Zellwand nach außen in das Wasser diffundieren, die großen Moleküle können dagegen das Passagehindernis nicht überwinden. Es resultiert ein Konzentrationsunterschied zwischen intra- und extrazellulärem Raum (Abb. **15a–c**). Dieser kann nur ausgeglichen werden, indem Wassermoleküle in die Erythrocyten einströmen. Das Volumen und damit auch der Druck innerhalb der Blutzellen nehmen zu. Diesen Druck bezeichnet man als **osmotischen Druck**. Er ist nur von der Anzahl, nicht von der Art der Teilchen abhängig, durch die er verursacht wird.

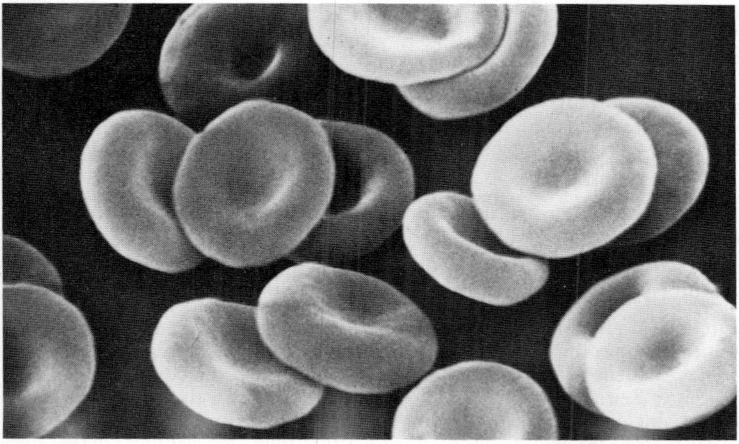

a Erythrocyten in isotoner Lösung (normale Erythrocyten, „Scheibenform").

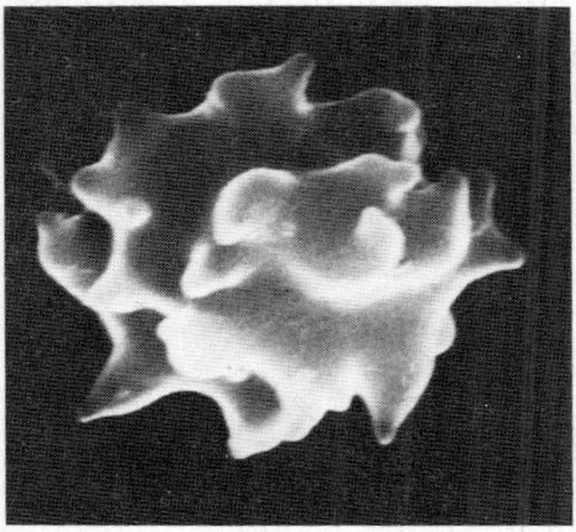

b Erythrocyt in hypertoner Lösung („Stechapfelform")

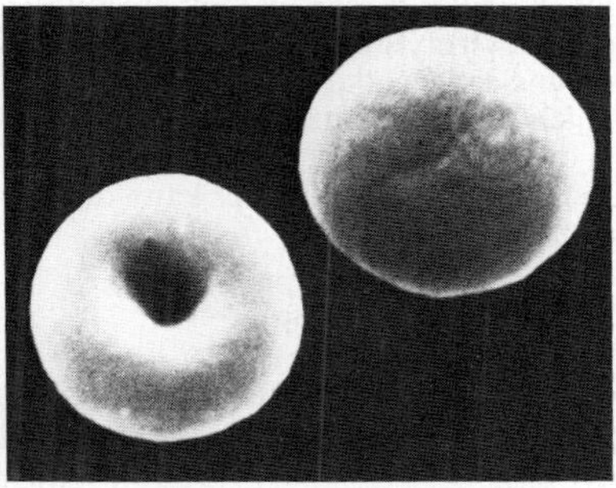

c Erythrocyten in hypotoner Lösung („Kugelzellen")

Abb. 15 a–c Osmose. Rasterelektronenmikroskopische Aufnahme von Erythrocyten in isotoner-, hypertoner und hypotoner Lösung. Die Zellwand verhindert als semipermeable Membran den freien Konzentrationsausgleich zwischen dem extra- und intrazellulären Flüssigkeitsraum (aus[2])

Am Ende des Versuchs wird aufgrund des großen Konzentrationsunterschiedes der Druck in den Erythrocyten so stark zunehmen, daß die Zellen platzen oder hämolysieren, wie der Fachmann sagt.

In den Erythrocyten herrscht ein osmotischer Druck von 300 mosmol/l (Lies: Milli-osmol pro Liter; 1 osmol ist der Druck, der durch 1 mol = $6 \cdot 10^{23}$ Moleküle gelöst in einem Liter Wasser hervorgerufen wird).

Im Serum müssen entsprechend gleich viele Teilchen pro Volumeneinheit gelöst sein. Ist dies der Fall, so herrscht innerhalb und außerhalb der Zellen ein gleich großer osmotischer Druck. Die Lösung ist **isoton** (iso, griech. gleich; tonus, griech. Spannung).

Ein Patient mit einem beidseitigen Nierenversagen kann weder Wasser noch seine Abbauprodukte ausscheiden. Es kommt zu einer Überwässerung und zu einem Anstieg der harnpflichtigen Substanzen im Blut. Beides führt innerhalb kürzester Zeit zum Tod. Der Patient muß deswegen an eine **künstliche Niere** angeschlossen werden. Hier strömt das Blut durch Kapillaren, deren Wände ähnlich große Poren aufweisen wie die Erythrocyten. Wasser und niedermolekulare Substanzen können somit diese Membran passieren, während die großen Eiweißmoleküle nicht durch die Poren hindurchtreten können.

Die Kapillaren werden von der Reinigungsflüssigkeit umgeben, dem Dialysat. Elektrolyt- und Zuckerkonzentration des Dialysats kann man dem Blut so angleichen, daß lediglich ein Konzentrationsunterschied für die harnpflichtigen Substanzen bestehen bleibt. Diese strömen nun aus den Kapillaren in die Dialysierflüssigkeit, so daß das Blut davon „gereinigt" wird. Durch die Regulation des Blutflusses kann darüber hinaus die Wasserausscheidung beeinflußt werden.

4.4 Konzentration

Eine Konzentration beschreibt die Anzahl von gelösten Teilchen in einem bestimmten Volumen. International einheitlich sollen Konzentrationen in der Einheit **mol/l** angegeben werden. Das „*Mol*" ist demnach eine Zahl. 1 mol zum Beispiel ist eine genau festgelegte Anzahl von Teilchen; sie ist auch als Avogadrosche oder Loschmidtsche Zahl bekannt und entspricht $6 \cdot 10^{23}$ Teilchen.

Eine solche Lösung, in der gerade $6 \cdot 10^{23}$ Teilchen in einem Liter Lösungsmittel gelöst sind, nennt man auch eine *1 molare* Lösung. Umgekehrt kann man festhalten, daß in jeder 1 molaren Lösung gleich viele Teilchen – nämlich $6 \cdot 10^{23}$ – gelöst sind.

Die Teilchen können Atome, Moleküle oder auch Ionen sein. Sie unterscheiden sich in Größe und Masse.

Da die Anzahl der Teilchen in einem Mol einer Substanz immer konstant ist, ist die Masse von einem Mol einer beliebigen Substanz allein von der Art der Substanz bzw. der Masse der einzelnen Teilchen abhängig.

In der Praxis mißt man bei der Herstellung einer 1 molaren Lösung einer Substanz A soviel Gramm der Substanz A ab, wie die relative Teilchenmasse angibt. Die Teilchenmasse entspricht den früher üblichen Begriffen „Molekülmasse" bzw. „Molekulargewicht" und „Atommasse" bzw. „Atomgewicht" oder „Grammatom". Die relative Teilchenmasse kann man entweder wie bei Atomen und Ionen direkt dem Periodensystem der Elemente entnehmen oder wie bei Molekülen anhand der Massenzahlen des Periodensystems und der Summenformel der Verbindung berechnen.

Beispiel: Herstellung einer 1 molaren Kochsalz-Lösung.
Als Voraussetzung benötigt man zwei Angaben:
1. die Summenformel des Kochsalz – NaCl
2. die relativen Atommassen des Natriums und des Chlors – siehe Periodensystem: Na = 23, Cl = 35,5. Durch Addition der Atommassen erhält man die relative Teilchenmasse von Kochsalz:
23 + 35,5 = *58,5*.

Ergebnis: Eine 1 molare Kochsalzlösung liegt vor, wenn in 1000 ml Salzlösung exakt 58,5 g Kochsalz gelöst sind.

Entsprechend lassen sich die Werte für andere Moleküle errechnen, solange man die Summenformeln der Substanzen kennt. Zur Herstellung einer 1 molaren Traubenzucker-Lösung z. B. addiert man wiederum die relativen Atommassen der im Traubenzucker-Molekül beteiligten Atome (Summenformel: $C_6H_{12}O_6$; Atommassen C = 12, H = 1, O = 16):

$$6\,\text{C-Atome à } 12 + 12\,\text{H-Atome à } 1 + 6\,\text{O-Atome à } 16 = \mathit{180}$$

Man muß folglich 180 g Traubenzucker in einem Liter Lösungsmittel auflösen.

Die Traubenzucker-Lösung und die Kochsalz-Lösung haben die gleiche Konzentration. In beiden Lösungen sind gleich viele Moleküle – nämlich jeweils $6 \cdot 10^{23}$ – gelöst. Beide Lösungen sind 1 molar. Eine Konzentrationsangabe in Gramm/Liter ist deshalb aus chemischer Sicht nicht sinnvoll. Lediglich bei Molekülen, deren Summenformeln nicht bekannt sind, werden die Konzentrationen in Gramm pro Liter angegeben. Eine hiervon abgeleitete veraltete, aber häufig noch gebrauchte Konzentrationsangabe ist die Einheit g% und mg%. Hierunter versteht man die Masse der gelösten Substanz in Gramm, bzw. Milligramm pro 100 ml Lösungsmittel; z. B. die Bluteiweißkonzentration wird häufig mit 6,5–8,5 g% angegeben; sie sollte gemäß der international einheitlichen Nomenklatur mit 65–85 g/l angegeben werden.

4.5 Medizinische Bedeutung – onkotischer Druck

Im Blut sind die Bluteiweißmoleküle kolloidal in einer Konzentration von 65 bis 80 g/l gelöst. Sie stammen zum überwiegenden Teil aus der Leber, in der sie gebildet werden. Entsprechend der Molekülgröße, relative Molekülmasse über 50 000, können die Serumproteine nicht durch die dünnen Wände der kleinsten Blutgefäße, der Kapillaren, diffundieren. Sie sind im Serum gelöst und umgeben von einer für sie undurchlässigen Membran. Das Lösungsmittel, Wasser, kann dagegen frei diffundieren. Die Bedingungen der Osmose sind somit erfüllt. Die Proteine sind die osmotisch wirksamen Teilchen. Sie gewährleisten, daß das Wasser aus dem Zwischenzellraum in die Kapillaren zurückströmt. Mit dem Wasser fließen die im Gewebe entstandenen Abfallprodukte.

Den osmotischen Druck, der durch die kolloidal gelösten Eiweißmoleküle verursacht wird, nennt man **kolloid-osmotischen** Druck oder **onkotischen Druck**.

Bei einem verminderten Eiweißgehalt des Serums sinkt der onkotische Druck. Der unveränderte Blutdruck sorgt dafür, daß eine be-

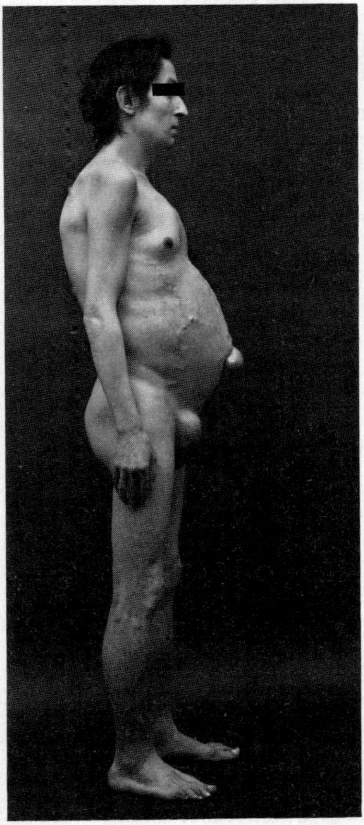

Abb. 16 Aszites (aus [3])

stimmte Menge Wasser, Elektrolyte und Nährstoffe aus den Kapillaren in den Zellzwischenraum übertritt. Der geringere onkotische Druck reicht nicht mehr aus, um die gleiche Flüssigkeitsmenge aus dem Zellzwischenraum zurückzusaugen. Als Folge resultiert eine mehr oder weniger starke Ansammlung von Wasser im Gewebe (*Ödem*) und der freien Bauchhöhle (*Aszites*) (Abb. **16**).

Weltweit ist die Unterernährung die häufigste Ursache eines Eiweißmangels und der damit verbundenen Aszitesbildung. Nicht so in den „Zivilisationsländern": hier kommt es häufig infolge vermehrten Alkoholgenusses zu einem Umbau des Lebergewebes, der Leberzirrhose. Das geschädigte Lebergewebe wird durch minderwertiges Bindegewebe ersetzt. Die Leberfunktion ist dadurch deutlich eingeschränkt. Unter anderem wird auch weniger Serumeiweiß produziert; vor allem der Albumingehalt sinkt (s. Abschn. 9.2.3, S. 103). Daher wird auch verständlich, warum die Leberzirrhose oft mit einer Aszitesbildung einhergeht.

Darüber hinaus können auch viele andere Erkrankungen mit einer Ödem- oder Aszitesbildung einhergehen. So kann es infolge eines Blutstaus, z. B. bei einer Herzinsuffizienz oder einer Lebervenenthrombose, zu einer Erhöhung des Flüssigkeitsdrucks in den Gefäßen und damit auch zu den oben beschriebenen Veränderungen kommen.

Eine einfache Untersuchung des Aszites kann schon entscheidende Hinweise für die Ursache der Störung liefern. Gemeint ist die Messung des spezifischen Gewichts des Aszites.

So treten bei einem Flüssigkeitsstau oder auch bei einem verringerten onkotischen Druck lediglich Wasser und niedermolekulare Substanzen aus dem Gefäßsystem aus und bewirken ein niedrigeres spezifisches Gewicht der zu untersuchenden Flüssigkeit. Entzündungen und Tumore schädigen dagegen die Gefäßwände so stark, daß auch hochmolekulare Substanzen in die freie Bauchhöhle austreten können und so das spezifische Gewicht des Aszites größer als 1018 wird. Einen solchen Aszites bezeichnet man auch als Exsudat. Im Gegensatz hierzu liegt das spezifische Gewicht eines Transsudat unter 1015.

4.6 Zusammenfassung

Elemente und Verbindungen sind reine Stoffe. Sie können in Flüssigkeiten gelöst sein. Im menschlichen Organismus laufen fast alle chemischen Prozesse im wäßrigen Milieu ab. Nach der Teilchengröße unterscheidet man die Lösungen in echte und kolloidale Lösungen sowie Suspensionen. In einer Suspension ist eine Grenzfläche zwischen den Komponenten der Lösung erkennbar. Man spricht auch von einem heterogenen Gemisch oder dem Zweiphasen-System der Lösung.

Alle natürlichen Prozesse tendieren dazu, Zustände niedrigerer Energie und höherer Unordnung anzustreben. Bei der Diffusion beobachtet man die gleichmäßige Verteilung einer Substanz in einer Lösung ohne äußere Energiezufuhr. Die treibende Kraft ist die Zunahme der Unordnung im System (Entropie). Eine Sonderform des Konzentrationsausgleiches stellt die Osmose dar. Hier ist die Stoffverteilung durch eine semipermeable Membran behindert; das bedeutet: es können nur Moleküle einer bestimmten Größe die Membran passieren. Daraus resultiert, daß nur eine einseitige Molekülbewegung zu beobachten ist. Diese ist abhängig von der Anzahl der Moleküle, die die Membran nicht passieren können.

Im menschlichen Organismus stellt die Gefäßwand eine semipermeable Membran dar. Eiweißmoleküle können diese Membran nicht überwinden. Sie sind osmotisch wirksam. Sie gewährleisten, daß das Wasser im Gefäßsystem verweilt. Bei einem verminderten Eiweißgehalt verteilt sich das Wasser vermehrt in die Zellzwischenräume. Als Folge resultiert eine Ansammlung von Wasser im Gewebe (Ödem) und in der freien Bauchhöhle (Aszites).

5 Chemische Reaktion

Der Vorgang, bei dem Stoffe chemische Bindungen ausbilden oder brechen, nennt man chemische Reaktion.

Die Überprüfung des Vorgangs, die Analyse, zeigt, daß die miteinander reagierenden Ausgangssubstanzen ganz andere physikalische und chemische Eigenschaften aufweisen als die entstandenen Endprodukte.

Generell lassen sich die Substanzen von dem Ziel leiten, Zustände niedrigster Energie und/oder höchster Unordnung zu erlangen. Dies bedeutet aber nicht, daß die Substanzen nicht auch entgegen diesem natürlichen Bestreben miteinander reagieren könnten. Solche Reaktionen finden dann statt, wenn Energie von außen dem System hinzugegeben wird. Die Reaktion verläuft **endotherm**. Im Gegensatz hierzu wird bei **exothermen** Reaktionen durch die Neuordnung der Atome Energie freigesetzt.

5.1 Erhaltungssätze

Unabhängig von der Art der chemischen Reaktion kann man bei der Beobachtung des Reaktionsablaufs drei grundlegende Gesetzmäßigkeiten feststellen:

- **Erhalt der Masse,**
- **Erhalt der Ladungen** und
- **Erhalt der Energie.**

Voraussetzung für die exakte Beobachtung ist allerdings, daß die Substanzen in einem geschlossenen System miteinander reagieren und daß keine der drei Größen entweichen kann. Am Beispiel der **Knallgasreaktion** soll dies verdeutlicht werden.

Man mischt 2 g* Wasserstoff- und 16 g* Sauerstoff-Gas in einem

* Entsprechend den Kenntnissen aus den vorangegangenen Kapiteln über die unterschiedlichen Massenzahlen der Elemente Sauerstoff und Wasserstoff sind die Massen der Ausgangssubstanzen so gewählt, daß jedes Sauerstoffatom mit zwei Wasserstoffatomen reagieren kann und keine Atome übrig bleiben.

Behälter. Nach Zufuhr einer geringen Energiemenge (Aktivierungsenergie; wie z. B. Sonnenlicht oder ein glimmendes Streichholz) reagieren die Ausgangssubstanzen explosionsartig zu 18 g Wasser (Abb. **17**).

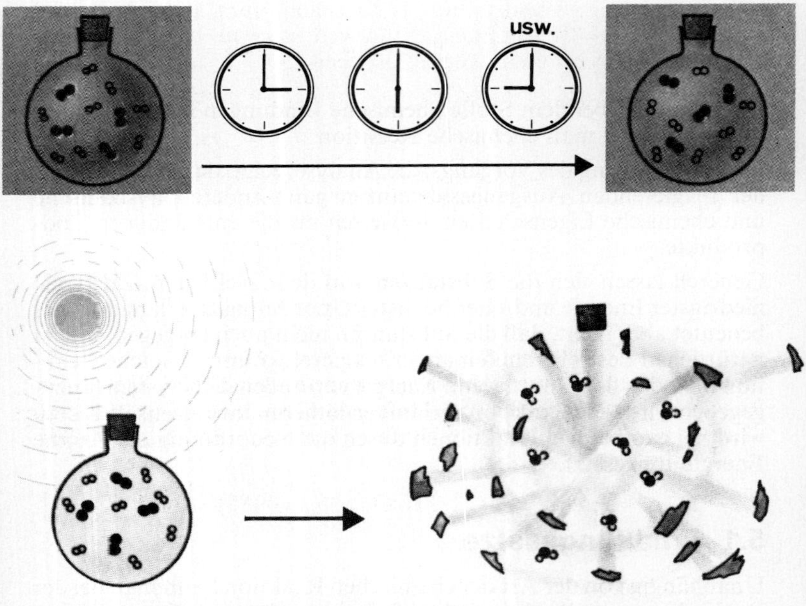

Abb. 17 Aktivierungsenergie. Im Dunkeln reagiert ein Gemisch aus Sauerstoff- und Wasserstoff-Gas auch nach langer Wartezeit nicht miteinander. Aber schon die Sonnenstrahlen genügen um eine explosionsartige Reaktion (Knallgasreaktion) auszulösen. Dabei entsteht Wasser (nach [5])

Die Analyse zeigt, daß die Massen zu Beginn der Reaktion (2 g Wasserstoff und 16 g Sauerstoff) identisch sind mit der Masse der Endsubstanz (18 g Wasser). Zu einem analogen Ergebnis kommt man bei der Aufrechnung der positiven und negativen Ladungen zu Beginn und nach Ablauf der chemischen Reaktion.

Bei der Energiebetrachtung fällt dreierlei auf:

1. Die neue Anordnung der Ausgangssubstanzen setzt einen hohen Energiebetrag frei (Explosion!). Es ist eine exotherme Reaktion abgelaufen.
2. Obwohl die Ausgangssubstanzen als Moleküle mit ausgebildeten chemischen Bindungen in die Reaktion eingebracht wurden, wird ein so hoher Energiegewinn erreicht.

3. Da keine weiteren Substanzen hinzugefügt wurden, kann die Energie nur aus der Umlagerung der Ausgangssubstanzen heraus resultieren.

Punkt 2 zeigt, daß die Doppelbindungen, die die Sauerstoff-Moleküle untereinander ausbilden, nur als Zwischenlösung anzusehen sind. Sie enthalten relativ viel Energie und werden gerne zugunsten energieärmerer Einfachbindungen aufgegeben.

Die chemische Reaktion kann man in einer Gleichung zusammenfassen.

2 g Wasserstoff-Moleküle + 16 g Sauerstoff-Moleküle → 18 g Wasser-Moleküle + Energie

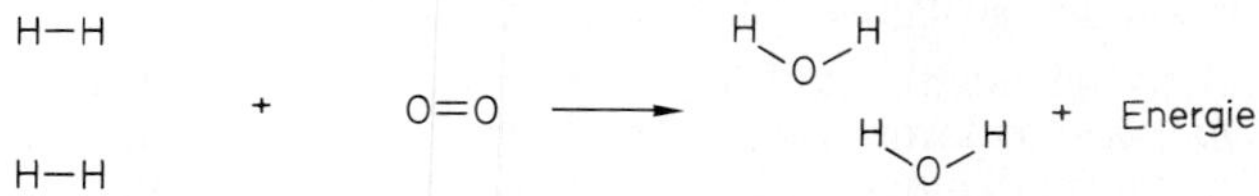

Statt der genauen Massenangaben beschreibt man in der allgemeinen Reaktionsgleichung die Verhältnisse so, als wenn nur einzelne Atome, bzw. Moleküle miteinander reagieren würden. Die Gleichung lautet demnach:

$$2H_2 \quad + \quad O_2 \quad \rightarrow \quad 2H_2O \quad + \quad 484\,\text{kJ/mol}$$

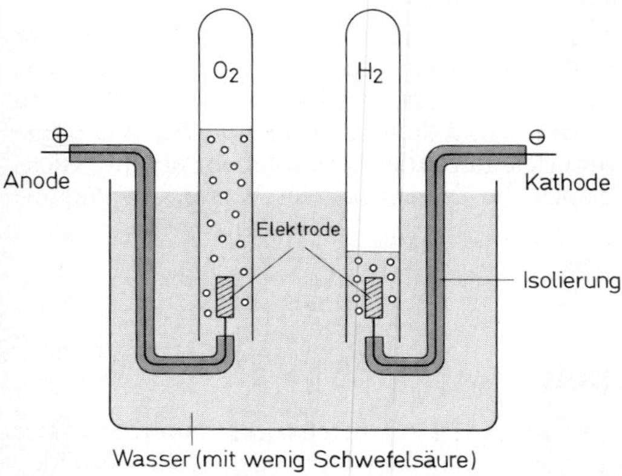

Abb. 18 Wasserzersetzungsapparat nach Hoffmann

Diese Reaktion kann selbstverständlich auch umgekehrt ablaufen. In einem speziell konstruierten Wasserzersetzungsapparat (nach Hoffmann) können Wassermoleküle mittels einer positiven und einer negativen Elektrode in Wasserstoff- und Sauerstoff-Gas aufgespalten werden (Abb. **18**). Die elektrische Energie, die notwendig ist, um 18 g Wasser zu zersetzen, entspricht der Energiemenge, die bei der Knallgasreaktion freigesetzt wurde.

An der Anode sammelt sich Sauerstoffgas und an der Kathode Wasserstoffgas. Entsprechend der Zusammensetzung des Wassers aus zwei Atomen Wasserstoff und einem Atom Sauerstoff erhält man doppelt soviel Wasserstoffgas. Die Massen der Gase stehen erwartungsgemäß im Verhältnis 2 : 16 (H : O). Es darf hierbei nicht Volumen mit Masse verwechselt werden! Auch 2 kg Bettfedern benötigen ein weitaus größeres Volumen als 16 kg Stahl.

Zuletzt soll noch darauf eingegangen werden, daß zur Auslösung der Knallgas-Reaktion eine geringe Energiemenge, die **Aktivierungsenergie**, notwendig war. Jede Reaktion kann nur stattfinden, wenn die Ausgangssubstanzen genügend Bewegungsenergie enthalten, um sich aufeinanderzu zu bewegen. Durch ausgewählte Helfer, die **Katalysatoren**, kann man den Betrag der Aktivierungsenergie auf ein Minimum herabsetzen. Dadurch gewährleisten diese Helfer, daß bestimmte Vorgänge unter praktikablen Bedingungen und in einer angemessenen Zeit ablaufen.

Mit dem Katalysator K reagiert eine Ausgangssubstanz A zu der Zwischenverbindung K-A. Erst danach findet die eigentliche Umsetzung zwischen den Ausgangssubstanzen statt. Der Katalysator wird am Ende der Reaktion wieder freigesetzt. Er steht dann für neue Umlagerungsreaktionen zur Verfügung.

Der Vorteil des Katalysators liegt darin, daß zur Ausbildung der Zwischenverbindung K-A eine deutlich niedrigere Aktivierungsenergie notwendig ist. Platinwolle z. B. ermöglicht die Knallgasreaktion bei Zimmertemperatur ohne zusätzliche Zufuhr von Aktivierungsenergie. Der Katalysator erleichtert allerdings auch immer die Rückreaktion, in diesem Beispiel die Zersetzung des Wassers in Wasser- und Sauerstoff.

5.2 Reaktionstypen

Die Ausgangssubstanzen reagieren oft in charakteristischer Weise miteinander. Einige Beispiele sollen hier kurz vorgestellt werden.

5.2.1 Ion-Ion-Reaktion

Bei der Ion-Ion-Reaktion reagiert ein Anion mit einem Kation zu einem Salz, z. B. das Natrium-Kation (Na^+) mit dem Chlorid-Anion (Cl^-) zu Kochsalz (NaCl):

$$Na^+ + Cl^- \rightarrow NaCl$$

Die gegensinnig geladenen Ionen ziehen sich an und bilden das Endprodukt. Die meisten anorganischen Verbindungen sind Salze, die in einer Ion-Ion-Reaktion entstehen.

5.2.2 Dissoziation

Der Vorgang, bei dem Moleküle oder Ionen in mehrere Teilchen aufgespalten werden, nennt man Dissoziation. Die Dissoziation kann durch Wärme herbeigeführt werden (thermische Dissoziation) oder durch das Lösen eines Stoffes in einem Lösungsmittel.

Beispiel: Dissoziation von Kochsalz in Wasser. Gibt man Kochsalz in Wasser, so wird es in positiv geladene Natrium-Ionen und negativ geladene Chlor-Ionen aufgespalten. Diesen Zerfall von Molekülen in Wasser zu unterschiedlich geladenen Ionen nennt man auch elektrolytische Dissoziation. Je mehr Moleküle dabei zerfallen, desto höher ist der Dissoziationsgrad. Salze dissoziieren in Wasser vollständig.

5.2.3 Substitutionsreaktion

Reaktionen, bei denen Atome oder Atomgruppen einer Verbindung durch andere Atome oder Atomgruppen ersetzt werden, nennt man Substitutionsreaktionen.

Beispiel: Synthese von Tetrachlorkohlenstoff. Ersetzt man die vier Wasserstoffatome der einfachsten Kohlenwasserstoffverbindung, dem Methan (CH_4), durch vier Chloratome, so entsteht das giftige Lösungsmittel Tetrachlorkohlenstoff (CCl_4).

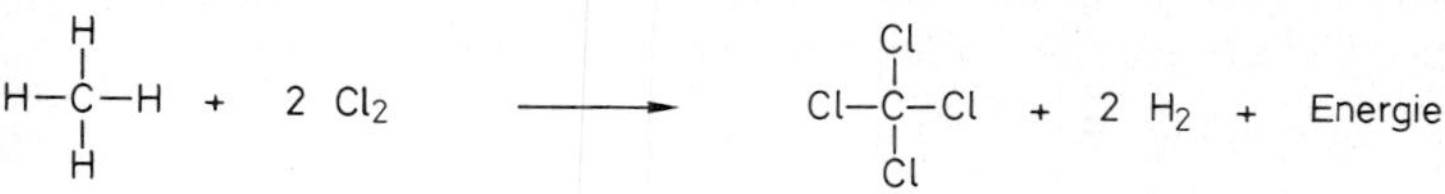

5.2.4 Additions- und Eliminierungsreaktion

Den Vorgang, bei dem eine relativ energiereiche Mehrfachbindung (Doppel- oder Dreifachbindung) aufgespalten wird und Moleküle angelagert werden, nennt man Additionsreaktion.

Es ist eine im Stoffwechsel äußerst häufig vorkommende Reaktionsform. Meist wird Wasser an Doppelbindungen angelagert.

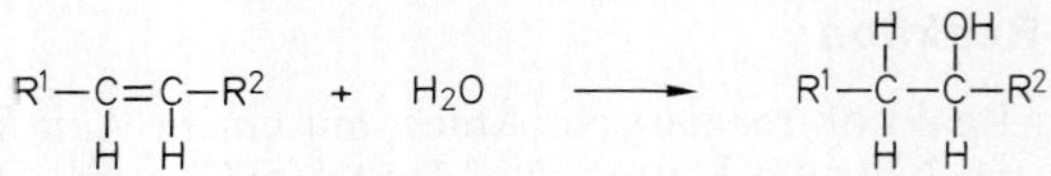

Die Umkehrung dieser Reaktion, d.h. die Abspaltung eines Moleküls aus einer Verbindung unter Ausbildung einer Mehrfachbindung nennt man Eliminierungsreaktion.

5.2.5 Redox-Reaktionen

Unter einer Oxidation verstand man lange Zeit die Reaktion einer Substanz mit Sauerstoff.

Beispiel: Die Knallgasreaktion $2H_2 + O_2 \rightarrow H_2O$.

Bei einer genaueren Analyse erkennt man, daß der Wasserstoff dabei seine Elektronen an den Sauerstoff abgibt. Diese Elektronenübertragung kann man letztlich bei jeder Oxidation beobachten. Deshalb ist die Oxidation auch als Elektronenabgabe definiert.

Eine Elektronenabgabe kann allerdings nie ohne gleichzeitige Elektronenaufnahme ablaufen. In der Knallgasreaktion z.B. übernimmt der Sauerstoff die Elektronen des Wasserstoffs. Der Sauerstoff wird reduziert.

Prinzipiell können auch andere Teilchen als Elektronenempfänger in Erscheinung treten.

Beispiel: Kochsalzsynthese. Natrium gibt sein Elektron ab und wird oxidiert. Chlor nimmt das Elektron auf und wird reduziert.

Beide Vorgänge laufen gleichzeitig ab und werden unter dem Begriff **Redox-Reaktion** zusammengefaßt.

Ergänzend sei erwähnt, daß man die Oxidation auch als Erhöhung der Wertigkeitsstufe definieren kann.

Beispiel: Oxidation von Eisen. Bei der Oxidation von Eisen zu Eisenoxid gibt ersteres zwei Elektronen an den Sauerstoff ab.

$$2Fe + O_2 \rightarrow 2FeO + \text{Energie}$$

Danach kann das Eisen allerdings noch ein drittes Elektron abgeben und wird dadurch weiter zu Eisen(III)-oxid oxidiert. Die Ziffer III bedeutet, daß Eisen drei Elektronen abgegeben hat und als dreifach positiv geladenes Ion, bzw. als dreiwertige Substanz in der Verbindung vorliegt. Im Vergleich zum Eisenoxid FeO, in der das Eisen als zweiwertiges Teilchen mit dem Sauerstoff reagiert hat, wurde die Wertigkeitsstufe um eins erhöht.

$$4FeO + O_2 \rightarrow 2Fe_2O_3 + \text{Energie}$$

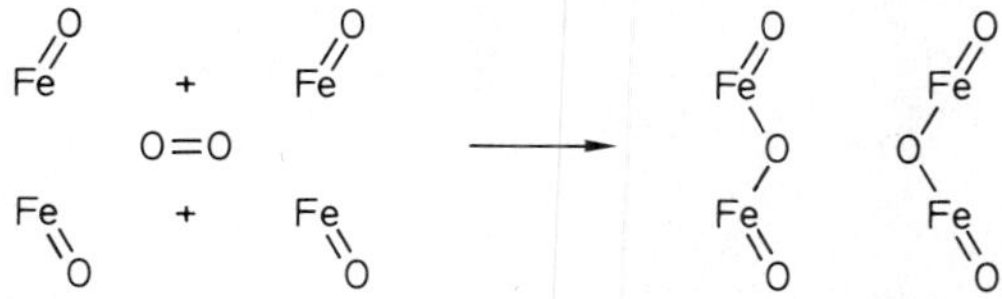

Eisen ist aufgrund seiner verschiedenen Oxidationsstufen auch im Organismus als Bestandteil von Enzymen an vielen Redoxreaktionen beteiligt (s. Abschn. 6.4.1, S. 63 und Abschn. 8.3.2, S. 86).

5.2.6 Polymerisations- und Polykondensationsreaktion

Bei der Polymerisationsreaktion lagern sich viele Grundbausteine (Monomere) zusammen und bilden ein Makromolekül (Abb. **19**).

Beispiel: Synthese des Kunststoffs, Polyvinylchlorid (PVC):

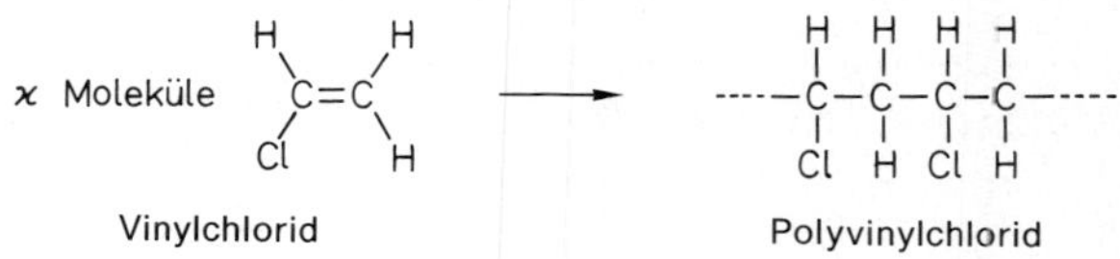

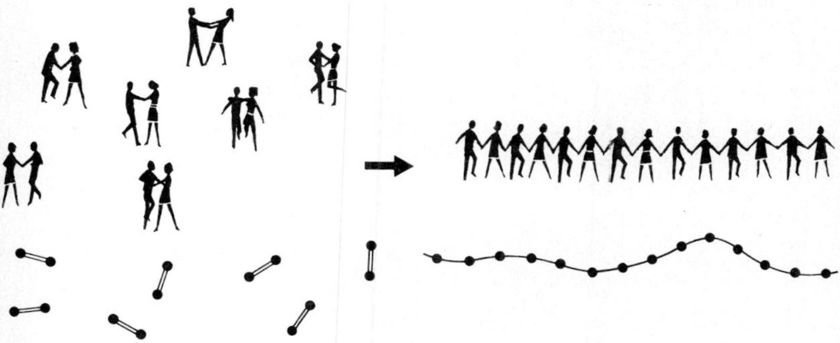

Abb. 19 Polymerisationsreaktion. Ähnlich der Formationsänderung während einer Tanzveranstaltung, wenn nach den Standardtänzen zu einer Polonaise aufgerufen wird, lösen die Grundbausteine (Monomere) ihre Doppelbindung bei der Polimerisationsreaktion auf und bilden eine lange Molekülkette (aus [6])

Häufig werden auch Mischungen verschiedener Monomeren polimerisiert. Dadurch können die Eigenschaften der Kunststoffe verändert werden.

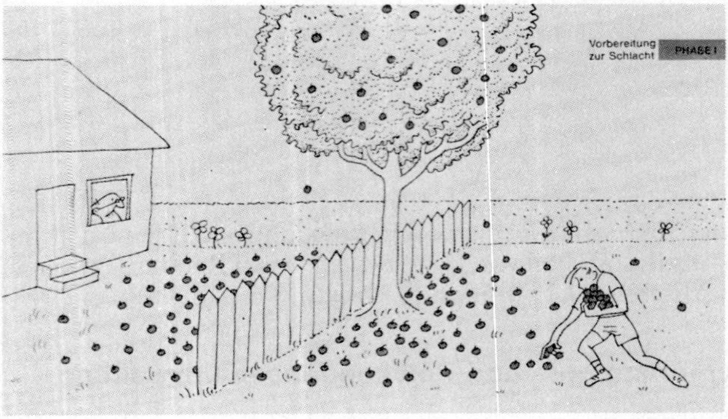

Vorbereitung zur Schlacht
PHASE I

20a

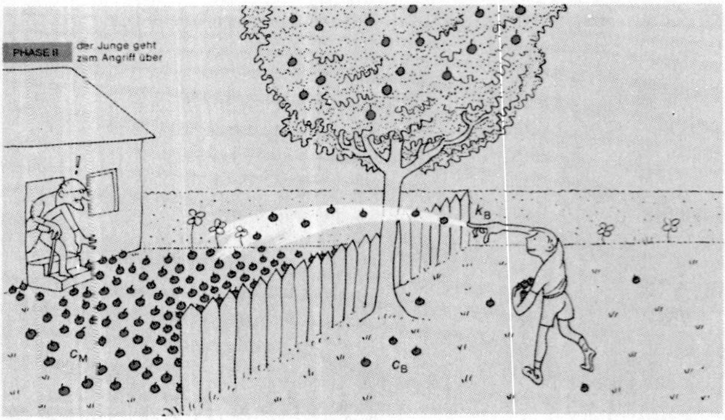

PHASE II
der Junge geht zum Angriff über
!
k_B
c_M
c_B

20b

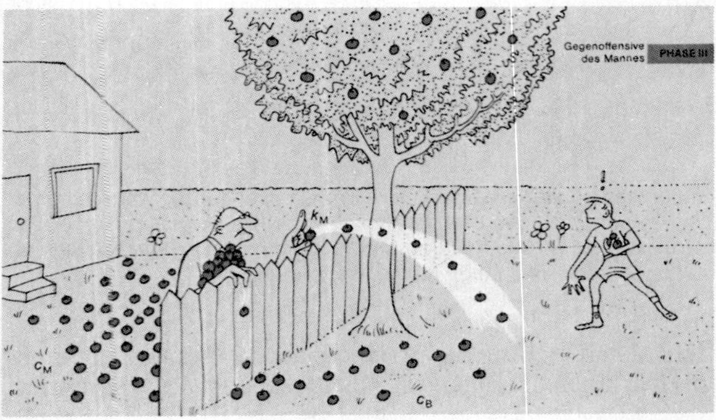

Gegenoffensive des Mannes
PHASE III
k_M
!
c_M
c_B

20c

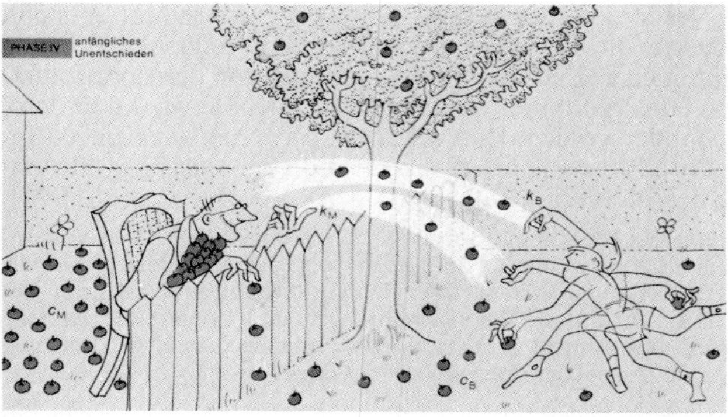

20d

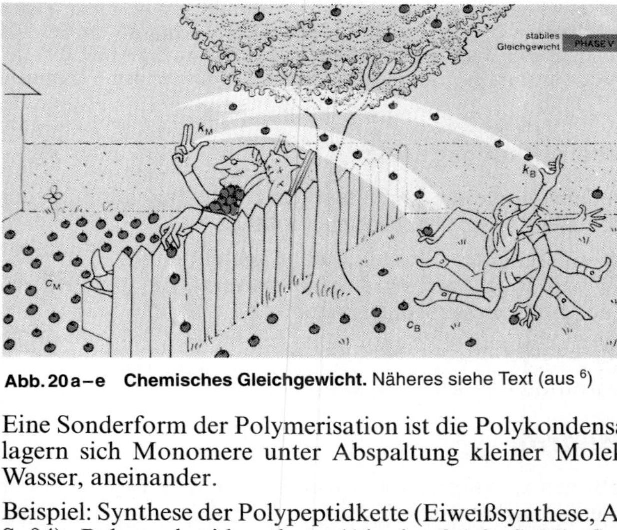

20e

Abb. 20 a–e Chemisches Gleichgewicht. Näheres siehe Text (aus [6])

Eine Sonderform der Polymerisation ist die Polykondensation. Hier lagern sich Monomere unter Abspaltung kleiner Moleküle, meist Wasser, aneinander.

Beispiel: Synthese der Polypeptidkette (Eiweißsynthese, Abschn. 9.1, S. 94), Polysaccharidsynthese (Abschn. 8.1.3, S. 83), Synthese der Nucleinsäuren (Abschn. 11.1, S. 119).

5.3 Chemisches Gleichgewicht

Bislang ist die Bildung einer Substanz (Hinreaktion) immer unabhängig von dem Zerfall der Substanz in die Ausgangsstoffe (Rückreaktion) betrachtet worden. In der Regel finden aber beide Vorgänge gleichzeitig statt. Nach einer bestimmten Zeit stellt sich, abhängig von der Konzentration und der Eigenschaft der Stoffe, ein Gleichgewicht zwischen der Hin- und der Rückreaktion ein. Dies bedeutet nicht, daß gleich viel Ausgangssubstanz wie Endprodukt entsteht. Vielmehr stehen die Konzentrationen der Ausgangssubstanzen in einem bestimmten Verhältnis zu der Konzentration der Endprodukte. Pro Zeiteinheit zerfallen genauso viel Moleküle wie an anderer Stelle neu gebildet werden. Das Verhältnis zwischen der Konzentration der Endprodukte und der Konzentration der Ausgangssubstanzen ändert sich dadurch nicht.

Folgende Bildgeschichte soll dies verdeutlichen (Abb. **20 a–e**). Zwei Vorgänge spielen sich gleichzeitig ab: der Junge sammelt in seinem Garten flink die ungenießbaren Äpfel und wirft sie über den Gartenzaun in den Garten des alten Mannes (Hinreaktion). Dieser wehrt sich und kontert die Attacke (Rückreaktion). Der Junge kann sich noch so sehr beeilen, er wird nie alle seine Äpfel in des Nachbars Garten werfen können.

Die Anzahl der Äpfel in den einzelnen Gärten ist aufgrund der unterschiedlichen Fähigkeiten (Eigenschaften) nach einer bestimmten Zeit immer gleich groß. Die Zahl der geworfenen Äpfel ist dann auch gleich groß, da der alte Mann aufgrund der höheren Konzentration es leichter hat, die Äpfel aufzulesen. Es hat sich ein stabiles Gleichgewicht zwischen den beiden Vorgängen eingestellt.

5.3.1 Massenwirkungsgesetz

Das Massenwirkungsgesetz ist die mathematische Beschreibung der Gleichgewichtslage einer chemischen Reaktion.

Nach der Ausbildung der Gleichgewichtslage gilt, daß die Konzentration der Endprodukte immer im gleichen Verhältnis zu der Konzentration der Ausgangssubstanzen steht.

$$\frac{\text{Konzentration der Endprodukte}}{\text{Konzentration der Ausgangssubstanzen}} = \text{konstant}$$

5.4 pH-Begriff

In jeder wäßrigen Lösung zerfällt (dissoziiert) ein geringer Teil der Wasser-Moleküle in H^+- und OH^--Ionen. Die chemische Gleichung lautet:

$$H_2O \rightarrow H^+ + OH^-$$

Mit Hilfe des Massenwirkungsgesetzes kann man nun die Konzentration der Endprodukte berechnen. Die Konzentration wird hierbei durch c symbolisiert.

$$\frac{c(H^+) \cdot c(OH^-)}{c(H_2O)} = \text{konstant} = 1{,}8 \cdot 10^{-16}$$

Die Konzentration von Wasser beträgt 55,5 mol/l. Dies wird wie folgt berechnet: relative Molekülmasse von Wasser ist 18; 1 Liter Wasser entspricht

1000 g; 1000 : 18 = 55,5; oder anders ausgedrückt: in 1000 g Wasser sind 55,5 mol Wasser enthalten, wenn 18 g Wasser genau einem Mol entspricht.

Setzt man die bekannten Größen ein, dann ergibt sich:

$$\begin{aligned} c(H^+) \cdot c(OH^-) &= 1{,}8 \cdot 10^{-16} \cdot 55{,}5 \\ &= 100 \cdot 10^{-16} \\ &= 10^2 \cdot 10^{-16} \\ &= 10^{-14} \end{aligned}$$

Da bei der Dissoziation eines Wasser-Moleküls gleich viele H^+- und OH^--Ionen entstehen, ist die Konzentration der beiden jeweils 10^{-7} mol/l. Darüber hinaus ist die Konzentration der zwei Ionen immer miteinander verknüpft, d. h. steigt die Konzentration der H^+-Ionen, so fällt gleichzeitig die OH^--Ionenkonzentration und umgekehrt. Somit genügt es, die Konzentration eines Partners anzugeben. In der Regel nennt man nur die Konzentration der Wasserstoff-Ionen. Allerdings formuliert man nicht die exakte Angabe in mol/l, sondern bedient sich meist der handlichen Umschreibung, des pH-Wertes.

Definition des pH-Wertes: Der pH-Wert ist der negative dekadische Logarithmus der Wasserstoff-Ionenkonzentration.

Vereinfacht ausgedrückt braucht man nur den positiven Wert der Hochzahl als pH-Wert anzugeben, um eine exakte Aussage über die Wasserstoff-Ionenkonzentration zu machen.

Wie oben berechnet, beträgt die Konzentration der Wasserstoff-Ionen im Wasser 10^{-7} mol/l. Der pH-Wert des Wassers beträgt demnach $pH_{H_2O} = 7$.

Liegt der pH-Wert einer Lösung unter 7, so bedeutet dies, daß ein Überschuß an Wasserstoff-Ionen in der Lösung vorliegt. Ein Bestandteil der Lösung „spendet" Wasserstoff-Ionen. Es liegt eine **Säure** vor. Umgekehrt spricht man bei einem pH-Wert über 7 von **Basen**. Basen können Wasserstoff-Ionen aufnehmen.

In Anlehnung an die Redox-Reaktionen kann man folgende Gleichung aufstellen:

$$\text{Säure} \rightleftarrows H^+ + \text{Säurerest}^- \text{(Base)}$$

Säure dissoziiert in Wasserstoff-Ionen und Säurerest-Ionen. Umgekehrt kann das Säurerest-Ion, auch Base genannt, ein Wasserstoff-Ion anlagern, und es entsteht ein Molekül Säure.

Abhängig vom Dissoziationsgrad unterscheidet man starke und schwache Säuren. Organische Säuren sind in der Regel schwache Säuren; d. h., nur wenige Säuremoleküle dissoziieren in Wasserstoff-Ionen und Säurerest-Ionen. Salzsäure, chemische Formel HCl, dagegen dissoziiert fast vollständig. Fast jedes Molekül einer einmolaren Salzsäure-Lösung zerfällt in H^+- und Cl^--Ionen. In dieser stark sauren Lösung ist die Wasserstoff-Ionenkonzentration entsprechend 1 mol/l (10^0 mol/l). Der pH-Wert liegt demnach bei pH = 0.

Zur Überprüfung des pH-Wertes einer Lösung verwendet man meist Farbindikatoren. Diese verändern je nach Konzentration der Wasserstoff-Ionen ihre Farbe, so daß man anhand einer Farbskala den Wert ablesen kann. Die pH-Skala reicht von 0 bis 14. Der Neutralpunkt liegt bei pH = 7 (pH-Wert des Wassers).

5.5 Medizinische Bedeutung

Eine Vielzahl von physiologischen Vorgängen ist an ganz bestimmte pH-Werte gebunden. Einige Beispiele sind in den folgenden Abschnitten aufgeführt.

5.5.1 pH-abhängige Prozesse im menschlichen Organismus

Die Schweißdrüsen der *Haut* produzieren ein saures Sekret und schützen so die Haut vor Krankheitserregern.

In der Vagina leben die Döderleinschen Bakterien. Sie sondern die in ihrem Stoffwechsel anfallende Milchsäure ab. Das so entstandene saure Milieu in der *Vagina* verhütet eine Infektion durch pathogene Keime.

Die Salzsäure, die in den Nebenzellen des Magens gebildet wird, tötet die mit der Nahrung aufgenommenen Keime ab. Darüber hinaus sind die eiweißspaltenden Verdauungsenzyme des Magens nur in einem stark sauren Milieu wirksam (pH = 1). Damit die Magensäure die Magenwand nicht angreift, produzieren die Belegzellen des Magens einen schützenden Schleim. Nur wenn ein Mißverhältnis zwischen der aggressiven Salzsäure und den Schutzfunktionen des Magens vorliegt, kommt es zu entzündlichen Magenschleimhautveränderungen bis hin zur Entstehung eines Magengeschwürs.

Die Verdauungsenzyme der *Bauchspeicheldrüse* können die Nahrung nur in einem alkalischen Milieu weiter aufspalten. Die Bauchspeicheldrüse sondert deshalb „Hydrogencarbonat-Ionen" (HCO_3^-) ab, die in der Lage sind, die Wasserstoff-Ionen der Salzsäure abzufangen. Der pH-Wert im Dünndarm liegt deshalb zwischen 8 und 9.

Die Wasserstoff-Ionenkonzentration des *Urins* schwankt in weiten Grenzen zwischen einem sauren pH-Wert von 5 bis hin zu einem alkalischen pH von 8. In einem alkalischen Harn fällt leicht das im Stoffwechsel entstehende Oxalat (Salz der Oxalsäure, s. S. 76) aus. Das schwerlösliche Oxalat kristallisiert und führt zur Entstehung von Nierensteinen.

Bei Nierenbeckenentzündungen kann es bedingt durch die Abbauprodukte der Krankheitserreger zu einer Übersäuerung des Urins kommen. In diesem Milieu kann die normalerweise mit dem Urin ausgeschiedene Harnsäure nicht vollständig gelöst werden. So kann vor allem bei chronischer Nierenbeckenentzündung die Bildung von Harnsäuresteinen resultieren.

5.5.2 Säure-Basen-Haushalt und seine Regulationsmechanismen

Während pH-Wert-Schwankungen in den oben angeführten Beispielen kurzfristig vom Organismus toleriert werden können, liegt der pH-Wert des Blutes immer konstant bei $7{,}4 \pm 0{,}05$. Eine Abweichung über die angegebenen Grenzen hinaus in den sauren Bereich nennt man *Acidose* und in den alkalischen Bereich *Alkalose*. Ein pH-Abfall unter 7,2 oder ein Anstieg über 7,6 ist in der Regel mit dem Leben nicht vereinbar. Geringfügige Abweichungen können auf dreierlei Weise vom Organismus ausgeglichen werden.

1. **Niere:** Durch eine vermehrte Ausscheidung von H^+-Ionen im Urin kann eine Acidose ausgeglichen werden. Bei einer Alkalose wird entsprechend die Ausscheidung von Wasserstoff-Ionen gedrosselt.
2. **Lunge:** Das beim Stoffwechsel entstehende Kohlendioxid (CO_2) wird im Blut in der Verbindung mit Wasser (H_2O) als Kohlensäure (H_2CO_3) transportiert.

   $$CO_2 + H_2O \rightleftharpoons H_2CO_3 \rightleftharpoons H^+ + HCO_3^-$$

   In der Lunge findet die Rückreaktion statt. Das Kohlendioxid wird bei der Ausatmung abgeatmet. Je nach der Atemfrequenz kann nun mehr oder weniger CO_2 und damit letztlich auch Kohlensäure aus dem Blut abgegeben und so der pH-Wert reguliert werden.
3. **Puffer:** Während Lunge und Niere lediglich saure Bestandteile ausscheiden oder zurückhalten, können die Puffersysteme des Blutes sofort und an jeder Stelle des Organismus den pH-Wert korrigieren.

5.5.3 Puffersystem

Ein Puffersystem besteht zu gleichen Teilen aus einer schwachen Säure und dem Salz dieser Säure (oder auch aus einer schwachen Base und dem Salz dieser Base). Das Salz dissoziiert in Wasser vollständig in positive Metallionen und negativ geladene Säurerest-Ionen. Die Moleküle der schwachen Säure dissoziieren kaum (Abb. **21a–c**, S. 48).

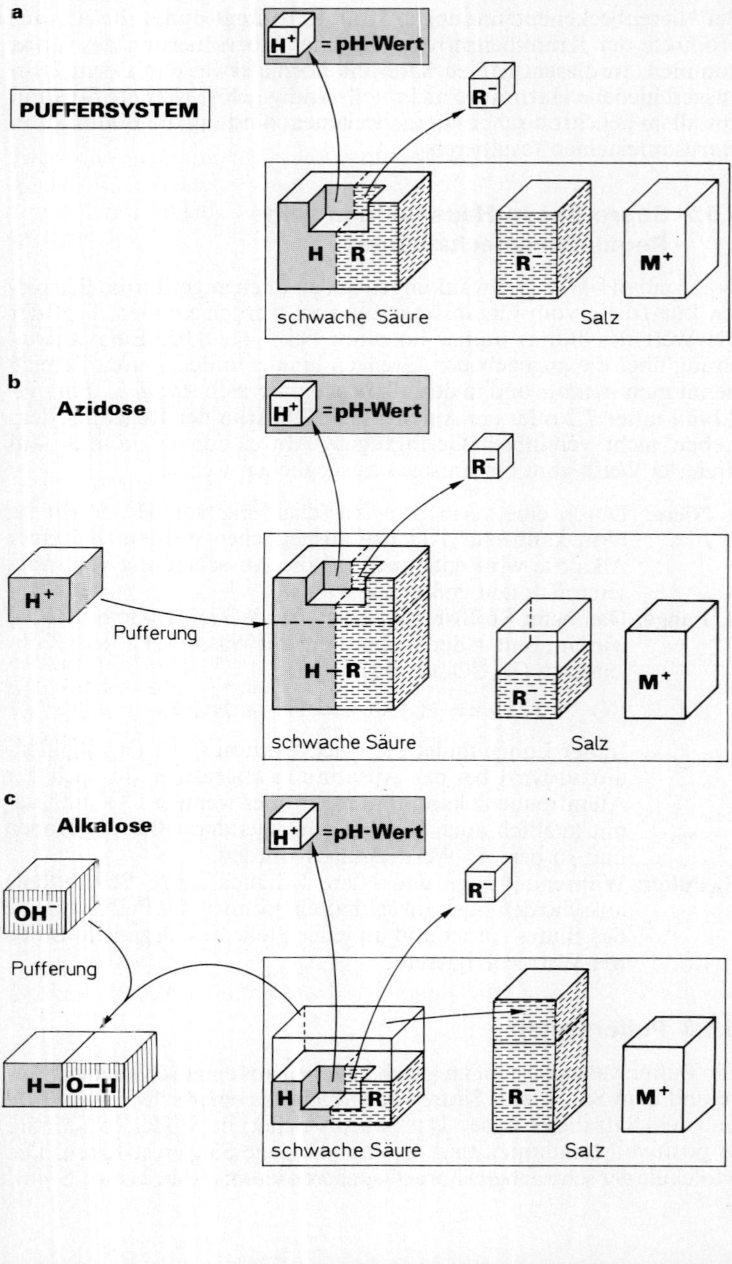
a
PUFFERSYSTEM
H⁺ = pH-Wert
R⁻
H R
schwache Säure
R⁻
M⁺
Salz
b
Azidose
H⁺ = pH-Wert
R⁻
H⁺
Pufferung
H – R
R⁻
M⁺
schwache Säure
Salz
c
Alkalose
H⁺ = pH-Wert
R⁻
OH⁻
Pufferung
H–O–H
H
R
R⁻
M⁺
schwache Säure
Salz

Somit liegen vier verschiedene Teilchen in einem Puffersystem vor: eine geringe Konzentration von Wasserstoff-Ionen sowie annähernd gleich viele Säuremoleküle, Metallionen und Säurerest-Ionen. Diese vier Teilnehmer des Puffersystems können sowohl eine Acidose als auch eine Alkalose bis zu einem gewissen Ausmaß ausgleichen.

Bei einer Übersäuerung des Organismus werden die überschüssigen Wasserstoff-Ionen durch die Säurerest-Ionen abgefangen und reagieren zu schwachen Säuremolekülen. Diese wiederum zerfallen nur kaum, so daß der größte Teil der schädigenden H^+-Ionen gebunden vorliegt.

Bei einer Alkalose werden die H^+-Ionen, die bei der Dissoziation der schwachen Säuremoleküle frei werden, durch die Base gebunden. Die schwache Säure zerfällt so lange, bis die gesamte Base abgesättigt ist und das normale Gleichgewicht zwischen Säuremolekülen und Wasserstoff-Ionen wieder hergestellt ist. Diese Vorgänge nennt man auch Pufferung. Die Möglichkeit oder Kapazität des Puffersystems ist abhängig von der Konzentration der Einzelsubstanzen. Bei jeder Pufferung nimmt die Pufferkapazität ab. Durch die Ausscheidungsprozesse über Lunge und Niere kann die Pufferkapazität des Blutes wieder voll hergestellt werden.

5.6 Zusammenfassung

Eine chemische Reaktion ist ein Vorgang, bei dem Stoffe chemische Bindungen ausbilden oder aufbrechen. Muß für den Ablauf der Reaktion Energie von außen dem System hinzugegeben werden, so verläuft die Reaktion endotherm. Im Gegensatz hierzu wird bei einer exothermen Reaktion durch die Neuordnung der Atome Energie freigesetzt. Im Gesamtablauf bleiben die Masse, die Ladung sowie die Energie dem System erhalten.

Häufig benötigen chemische Abläufe zur Auslösung der Reaktion eine geringe Energiemenge, die Aktivierungsenergie. Diese kann durch ausgewählte Helfer, die Katalysatoren, verringert werden. Die Katalysatoren beschleunigen chemische Abläufe, ohne deren Energie zu verändern. Substanzen reagieren oft in charakteristischer Weise miteinander. Bei der Ion-Ion-Reaktion verbindet sich ein Anion mit einem Kation. Bei der Substitutionsreaktion werden

◀ **Abb. 21 a–c Pufferwirkung.** Eine schwache Säure dissoziiert nur sehr gering (**a**), selbst wenn H^+-Ionen zugeführt werden, erhöht sich die Menge an freien Wasserstoff-Ionen nur minimal, da diese von den Säurerest-Ionen R^- abgefangen werden (**b**). Bei einer alkalischen Stoffwechsellage dissoziiert die schwache Säure so lange bis alle basischen Anionen abgepuffert sind und der Anteil der freien Wasserstoff-Ionen = pH-Wert wieder in etwa dem Ausgangswert entspricht (**c**).

Atome oder Atomgruppen einer Verbindung durch andere Atome oder Atomgruppen ersetzt. Bei der Additions- und Eliminierungsreaktion werden Atomgruppen angelagert oder abgespalten. Die Redox-Reaktion beinhaltet die Reduktion des einen Partners bei gleichzeitiger Oxidation des anderen Partners. Bei der Polymerisationsreaktion lagern sich Moleküle unter Aufspaltung einer Doppelbindung zusammen und bilden ein Makromolekül.

Bei allen ungestört ablaufenden chemischen Reaktionen stellt sich ein Gleichgewicht zwischen der Konzentration der Endprodukte und der Konzentration der Ausgangssubstanzen ein. Die mathematische Beschreibung der Gleichgewichtslage einer chemischen Reaktion faßt das Massenwirkungsgesetz zusammen.

Am Beispiel der Dissoziation einer Säure in Säurewasserstoff- und Säurerest-Ionen wird das Massenwirkungsgesetz erläutert. Die Konzentration der Wasserstoff-Ionen wird vereinbarungsgemäß vereinfacht in Form des pH-Wertes angegeben. Je niedriger der pH-Wert einer Säure desto höher ist die Wasserstoff-Ionenkonzentration und desto aggressiver reagiert die Säure.

Eine Vielzahl von physiologischen Abläufen im menschlichen Organismus ist an ganz bestimmte pH-Werte (Wasserstoff-Ionenkonzentrationen) gebunden. So wird das Abtöten von Krankheitserregern auf der Haut, in der Vagina und im Magen hauptsächlich durch die Wasserstoff-Ionenkonzentration (pH-Wert) beeinflußt. Darüber hinaus arbeiten Verdauungsenzyme nur optimal bei bestimmten pH-Werten. Der Organismus reguliert seinen Säure-Basen-Haushalt mit Hilfe der Nieren, der Lunge und dem Puffersystem. Das Puffersystem wiederum besteht zu gleichen Teilen aus einer schwachen Säure und dem Salz dieser Säure. Durch dieses System können größere Schwankungen der Wasserstoff-Ionenkonzentration abgefangen werden. Diese Möglichkeit oder auch Kapazität des Puffersystems ist nicht unbegrenzt. Durch die Ausscheidungsprozesse über Lunge und Niere kann aber die verbrauchte Pufferkapazität des Blutes regeneriert werden.

6 Biologisch wirksame Elemente und Verbindungen

Nachdem in den vorangegangenen Kapiteln die Grundlagen des Atomaufbaus, der chemischen Bindungen und Reaktionen aufgezeigt wurden, sollen nun einige Elemente näher vorgestellt werden. In diesem Rahmen können allerdings die Eigenschaften und die medizinische Bedeutung der Substanzen nur in knappen Auszügen, steckbriefartig dargestellt werden.

Die vier häufigsten Atome des Körpers, der Kohlenstoff, der Wasserstoff, der Sauerstoff und der Stickstoff werden zusammen mit ihren Verbindungen in den Kap. 7 bis 13 besprochen. Vorweg nur einige Bemerkungen zu der am häufigsten vorkommenden Verbindung der Erdoberfläche, dem Wasser.

6.1 Wasser

Wasser-Moleküle sind **Dipolmoleküle** (s. Abschn. 3.4, S. 21f). Sie bilden untereinander Wasserstoff-Brücken aus. So liegen sie relativ fest miteinander verknüpft in einem Verband.

Streut man Salzkristalle in Wasser, so schieben sich die Wasser-Moleküle zwischen die Teilchen und zerstören die Kristallstruktur. Das Salz zerfällt in positive und negative Ionen (Dissoziation). Wasser-Moleküle lagern sich um die geladenen Teilchen und bilden Wasserhüllen (Hydrathüllen) aus. Diese hydratisierten Ionen stören den Verband der Wasser-Moleküle. Sie verringern die Dipolkräfte innerhalb des Lösungsmittels. Es reicht nun eine geringere Energiemenge aus, um die Wasser-Moleküle aus ihrem Verband zu lösen: die Salzlösung besitzt einen niedrigeren Siedepunkt als reines Wasser (und natürlich auch einen niedrigeren Schmelzpunkt).

Beispiele: Das Eis auf dem Bürgersteig taut, nachdem Salz gestreut wurde. Die Eier platzen beim Kochen nicht, da das gesalzene Wasser schon bei geringeren Temperaturen siedet. Der Siedepunkt liegt unter 100° Celsius.

Bei der Dissoziation des Wassers entstehen immer gleich viele H^+-(Säure-)Ionen wie OH^--(Basen- oder auch Säurerest-)Ionen. Der pH-Wert liegt bei 7. Wasser ist neutral. Es liegt zwischen sauren und alkalischen Lösungen.

Weiterhin ist Wasser der Hauptvertreter der polaren Lösungsmittel. Im Wasser lösen sich nur Substanzen, die polar aufgebaut sind. Dazu zählen alle Verbindungen, die Ionenbindungen oder zumindest Dipolstrukturen im Molekülaufbau aufweisen.

Im Gegensatz hierzu dominieren in unpolaren Lösungsmitteln die Atombindungen. Solche Moleküle sind aufgrund ihres unpolaren Aufbaus wasserunlöslich. Sie besitzen auch nur niedrige Schmelz- und Siedepunkte. Da hier keine Dipolkräfte zwischen den Molekülen wirken, reicht eine geringe Energiemenge aus, um die Substanzen aus einem festen Verband in den flüssigen Zustand und weiter in den gasförmigen zu überführen.

Wasser ist das Haupttransportmedium des Körpers. In ihm werden die Blutzellen, Nährstoffe, Mineralstoffe, Informations- und Regulationsmoleküle (Hormone), die Abbauprodukte und die Wärmeenergie transportiert.

6.2 Mineralstoffe

Die Mineralstoffe werden im Deutschen auch Blutsalze genannt. Sie liegen als dissoziierte Teilchen vor oder sind an die Bluteiweißmoleküle gebunden. Die Konzentration in den einzelnen Verteilungsräumen des Organismus wird häufig durch Hormone reguliert. In größeren Mengen sind nur Natrium-, Kalium-, Magnesium-, Calcium- und Chlorid-Ionen vorhanden, alle übrigen Mineralstoffe zählen zu den Spurenelementen.

6.2.1 Alkalimetalle

Wiederholung (s. Kap. 2): Die Elemente der ersten Hauptgruppe sind sehr reaktionsfreudige Substanzen, denn sie besitzen alle nur ein Elektron auf ihrem äußersten Orbital. Dieses Elektron geben sie gerne ab und erlangen dadurch die energiegünstigere Elektronenanordnung der Edelgase. Nach der Elektronenabgabe überwiegt die positive Ladung des Atomkerns gegenüber der um ein Elektron reduzierten negativen Ladung der Atomhülle.

Die Alkalimetalle liegen in der Natur meist als einfach positiv geladene Ionen in Verbindung mit anderen Elementen vor. In der Medizin spielen vor allem die **Natrium- und Kalium-Ionen** eine Rolle. Natrium-Ionen sind vorwiegend außerhalb und Kalium-Ionen 40fach häufiger innerhalb der Körperzellen nachzuweisen. Natürlich versuchen diese Ionen, den Konzentrationsunterschied auszugleichen. Natrium-Ionen strömen in die Körperzellen und Kalium-Ionen aus den Körperzellen heraus. Unter einem großen Energieaufwand (35 % der Gesamtenergie) werden ständig Kalium-Ionen in die Zellen und Natrium-Ionen aus den Zellen gepumpt. Milliarden von Natrium-Kaium-Pumpen bewerkstelligen diese mühevolle Aufgabe (s. Abb. **22**) Sie kommen in den Zellwänden aller Körperzellen vor. Die unterschiedliche Verteilung der Na^+- und K^+-Ionen im Extrabzw. Intrazellularraum ist die Grundvoraussetzung für die Erregbarkeit von Muskel- und Nervenzellen.

Die Konzentration im Serum wird durch die Hormone der Nebennierenrinde, insbesondere durch das Mineralocorticoid, Aldosteron, reguliert.

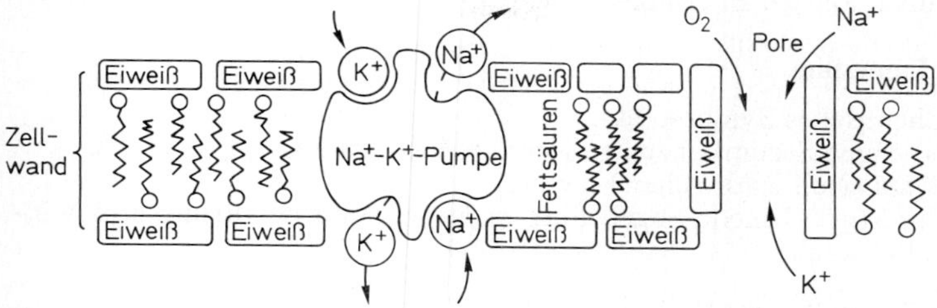

Abb. 22 Natrium-Kalium-Pumpe. In den Zellwänden des Körpers sind Millionen von energieverbrauchenden Pumpen, die ständig Natrium- aus und Kalium-Ionen in die Zellen hineinpumpen

Natrium

Natrium liegt normalerweise als Na^+-Ion in einer Konzentration von 135 bis 150 mmol/l im Serum vor. Es wird mit der Nahrung aufgenommen, vorwiegend in seiner Verbindung mit Chlor als Natriumchlorid (NaCl), dem Kochsalz. Als osmotisch wirksames Teilchen bindet es Wasser. In der Niere reguliert der Organismus über die Natriumausscheidung auch die Wasserausscheidung (Diurese). Ein erhöhter Natriumverlust kann z.B. durch eine vermehrte Diurese oder durch starkes Schwitzen verursacht sein.

Diuretika sind Medikamente, die meist über eine vermehrte Natriumausscheidung eine erhöhte Urinproduktion verursachen. Sie werden zur Ausschwemmung von Ödemen, aber auch bei der Behandlung eines hohen Blutdrucks eingesetzt. Eine kochsalzarme Diät reduziert die Natrium-Konzentration im Serum und führt dadurch zu einer verminderten Flüssigkeitsbelastung des Herz-Kreislauf-Systems.

Kalium

Chemisches Symbol: K.
Normale Konzentration im Serum: 3,5–5,0 mmol/l.
Die intrazelluläre Konzentration ist 40mal höher.
Vorsicht bei Blutentnahme, Transfusion u.ä. Durch falsche Entnahmetechnik (starker Sog, dünne Kanüle) oder Transportschäden (schütteln o.ä.) platzen die Blutzellen. Das intrazelluläre Kalium tritt ins Serum über und täuscht einen zu hohen Kaliumwert vor.

6.2.2 Erdalkalimetalle

Die Erdalkalimetalle stehen in der zweiten Hauptgruppe des Periodensystems der Elemente und besitzen zwei Elektronen auf der äußersten Schale. Sie bilden Ionenbindungen aus, indem sie die zwei äußersten Elektronen abgeben und sich als zweifach positiv geladene Ionen an den Bindungspartner anlagern.

Magnesium

Chemisches Symbol: Mg.
Normale Serumkonzentration: 0,65–1,05 mmol/l.
Bestandteil zahlreicher Enzyme.
Ein Mg^{2+}-Ionenmangel führt zu Nervenleitungsstörung und Muskelschwäche.

Calcium

Chemisches Symbol: Ca.
Normale Serumkonzentration: 2,2–2,6 mmol/l.
Bestandteil von Kalkstein ($CaCO_3$), Gips ($CaSO_4$), Kreide, Marmor u.a.
Der Stoffwechsel der Ca^{2+}-Ionen (s. Abb. **23**) wird durch das Parathormon der Nebenschilddrüse, das Calcitonin der Schilddrüse und das Vitamin D reguliert.

Es ist notwendig zum Ablauf der Blutgerinnung und überträgt den Nervenimpuls auf Muskelzellen.

Eine Überfunktion der Nebenschilddrüse führt zu einer erhöhten Produktion von Parathormon. Dabei wird vermehrt Calcium absorbiert und verstärkt aus den Knochen freigesetzt (verringerte Mineralisation der Knochen = Osteoporose). Oft aber wird nur ein gering erhöhter Calciumspiegel im Serum nachgewiesen, da es auch vermehrt mit dem Urin ausgeschieden wird. Hier allerdings fällt es wegen der hohen Konzentration aus und führt zu einer Nierensteinbildung.

Strontium

Chemisches Symbol: Sr.
Es wird aufgrund seiner chemischen Ähnlichkeit wie Calcium verstoffwechselt und im Knochen abgelagert.
Radioaktives ^{90}Sr wurde früher zur Behandlung von Knochentumoren verwendet.

Barium

Chemisches Symbol: Ba.
Es absorbiert Röntgenstrahlen und wird in Form des Bariumsulfats

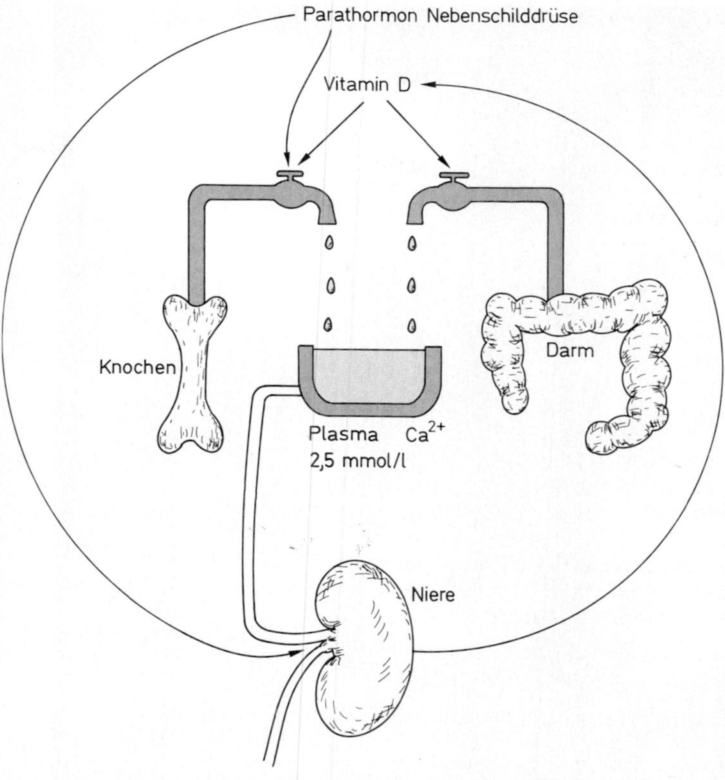

Abb. 23 Calciumstoffwechsel. Der physiologische Calciumspiegel wird durch die Hormone Calcitonin, Parathormon und das Vitamin D reguliert. Letzteres fördert die Calciumfreisetzung aus dem Darm und Skelettsystem. Parathormon setzt ebenfalls Ca^{2+}-Ionen aus dem Knochen frei und erhöht die Calciumausscheidung im Urin. Die Rolle des Calcitonins ist noch nicht eindeutig geklärt

($BaSO_4$) als Kontrastmittel zur Darstellung des Magen-Darm-Trakts verwendet (Abb. **24**).

6.2.3 Übergangsmetalle

Hierunter sind alle Elemente der Nebengruppen zusammengefaßt. Sie unterscheiden sich von den Elementen der Hauptgruppen dadurch, daß ihre Elektronenanordnung auf der äußersten Schale (den äußersten Orbitalen) relativ leicht verändert werden kann. Ihnen ste-

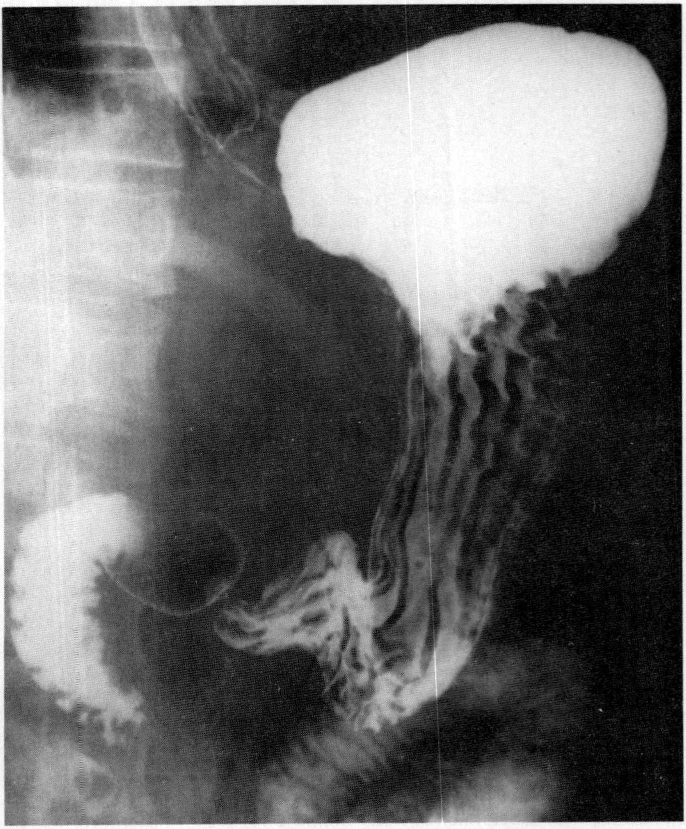

Abb. 24 Kontrastmitteldarstellung eines normalen Magenschleimhautreliefs mittels Bariumsulfat (aus [7])

hen sowohl die p- als auch die d- und f-Orbitale zur Verfügung, die sich aus energetischer Sicht nur wenig unterscheiden (s. Abb. 6a, S. 13). Aufgrund dieser Flexibilität eignen sie sich als Zentralatome von Enzymen und ermöglichen als biologische Katalysatoren die Umsetzung verschiedenster Reaktionsabläufe.

Eisen

Chemisches Symbol: Fe (Ferrum).
Eisen kommt in der Natur als zweiwertiges Ion vor, Fe^{2+}, und wird

durch die Abgabe eines weiteren Elektrons zum Fe^{3+} oxidiert (Oxidation = Elektronenabgabe, s. Abschn. 5.2.5, S. 40).

Eisen ist in Lebensmitteln unerwünscht, da es das Bakterienwachstum fördert und als Katalysator die Fettoxidation beschleunigt (Ranzigwerden der Fette).

- wird als zweiwertiges Eisen von der Dünndarmschleimhaut absorbiert.
- wird im Serum an ein Transporteiweiß, das Transferrin, gebunden.
- wird als Ferritin oder als Hämosiderin vorwiegend in der Leber gespeichert.
- wird zum größten Teil (75 %) zur Hämoglobin-Synthese benötigt.
- ermöglicht als Zentralatom des roten Blutfarbstoffs, Hämoglobin, die Anlagerung von Sauerstoff-Atomen (s. Abb. **25**); ebenso im Muskeleiweiß Myoglobin.

Bei der biologischen Oxidation ($2H + O \rightarrow 2H^{+} + O^{2-} \rightarrow H_2O$ + Energie) übertragen eisenhaltige Enzyme die Elektronen vom Wasserstoff auf den Sauerstoff und gewährleisten dadurch eine kontrollierte Energiegewinnung. Ein Eisenmangel, verursacht durch starke Blutungen, verminderte Eisenresorption, veränderte Eisenverwertung o.a., führt zur Störung der Hämoglobin-Synthese, der

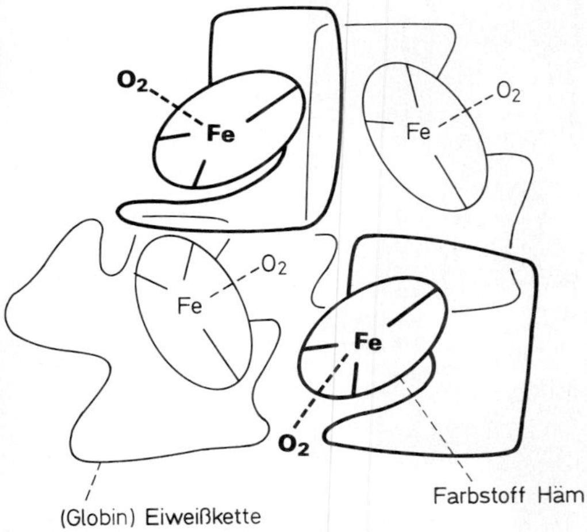

Abb. 25 Modell des Hämoglobin-Moleküls. Das Eisen bindet als Zentralatom des Farbstoffrings, Häm, die Sauerstoff-Moleküle. Maximal vier O_2-Moleküle können an ein Hämoglobin-Molekül angelagert werden

Eisenmangelanämie. Ein erniedrigter Eisenspiegel kann aber auch durch eine gestörte Eisenverteilung im Organismus verursacht sein. So führt eine verminderte Eisenfreisetzung oder eine vermehrte Eisenspeicherung bei Entzündungen und Tumoren zu einem relativen Eisenmangel und entsprechend zur Anämie.

Kupfer

Chemisches Symbol: Cu (Cuprum).
Es besitzt verschiedene stabile Oxidationsstufen, ähnlich dem Eisen.
Kupfer ermöglicht als Zentralatom von Enzymen bei Redox-Reaktionen die Elektronenübertragung.
Es wird im Serum an ein Transporteiweiß gebunden, das Coeruloplasmin.
Bei einem Coeruloplasminmangel kommt es zu einer vermehrten Kupferablagerung in Leber, Niere und Gehirn. Entsprechend führt diese seltene, auch als Morbus Wilson bekannte Erkrankung zu Störungen der Leber-, Nieren- und Gehirnfunktion.

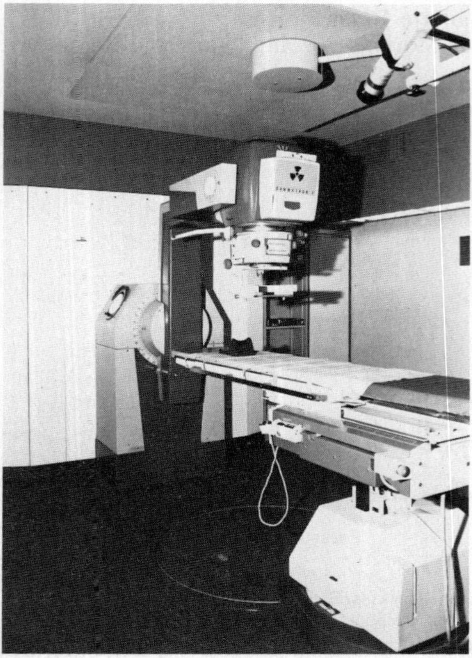

Abb. 26 Kobaltkanone (aus [9])

Zink

Chemisches Symbol: Zn.
Zink ist Bestandteil des Hormons Insulin sowie verschiedener Enzyme, wie z. B. alkalische Phosphatase, Alkoholdehydrogenase (ADH), Lactatdehydrogenase (LDH). Zink scheint einen positiven Einfluß auf die Wundheilung zu besitzen und ist Wundsalben oft beigemischt.

Mangan

Chemisches Symbol: Mn.
Mangan aktiviert als „Cofaktor" eine Reihe von Enzymen und ist für die Bindegewebs- und Skelettentwicklung notwendig.

Kobalt

Chemisches Symbol: Co.
Zentralatom des Vitamin B_{12}, auch Cobalamin genannt.
Das radioaktive Isotop, ^{60}Co, wird in der Strahlentherapie als „Kobaltkanone" zur Bestrahlung von Tumoren benutzt (Abb. **26**); Halbwertzeit 5 Jahre.

6.2.4 Halogene

Wiederholung: Den Halogenen fehlt zur energiegünstigen Elektronenanordnung der Edelgase gerade ein Elektron. Entsprechend sind sie sehr stark bestrebt, ihre äußerste Energiestufe mit einem weiteren Elektron zu besetzen. Der Chemiker beschreibt dieses charakteristische Verhalten der Halogene mit dem Ausdruck der Elektronenaffinität oder spricht von der hohen Elektronegativität der Halogene (s. Abschn. 3.1, S. 19).

Sie sind sehr reaktionsfreudige Elemente und bilden vorwiegend Ionenbindungen aus; dabei übernehmen sie aufgrund ihrer hohen Elektronegativität ein Elektron vom Bindungspartner und „ionisieren" zu Anionen. In den Verbindungen mit Wasserstoff fixieren sie dessen Elektron auf ihrem äußersten Orbital und binden ihn als H^+-Ion. Dieses kann leicht abdissoziiert werden. Somit zählen alle Verbindungen zwischen Halogenen und Wasserstoff zu den Säuren (HF = Fluorwasserstoff oder Flußsäure; HCl = Chlorwasserstoff oder Salzsäure u. a.).

Chlor

Chemisches Symbol: Cl.
Chlor ist ein stechend riechendes Gas und wird häufig als Desinfektionsmittel verwendet, z. B. in Schwimmbädern und bei der Trinkwasseraufbereitung.
Es reagiert mit Wasserstoff zu Salzsäure. Die Salze der Salzsäure

heißen Chloride, z. B. Natriumchlorid (NaCl), das Natriumsalz der Salzsäure, besser bekannt als Kochsalz.
Im Organismus liegt Chlor ionisiert als Cl^--Ion vor und stellt mit einer normalen Konzentration von 95–110 mmol/l das bedeutendste Anion des Extrazellularraumes dar.

Iod

Chemisches Symbol: I
Iod findet als Desinfektionsmittel Verwendung (Hautdesinfektion).
– wird im Darm absorbiert, im Blut an Eiweiß gebunden (proteingebundenes Iod) und über die Niere ausgeschieden.
– wird in der Schilddrüse gespeichert und dort zur Synthese von Schilddrüsenhormonen, Triiodthyronin und Tetraiodthyronin, T_3 und T_4, benötigt.
– wird als radioaktives Isotop in der Schilddrüsendiagnostik/-therapie verwendet (s. Abschn. 1.3, S. 5).
– kann Röntgenstrahlen absorbieren und wird deshalb als Kontrastmittel zur Darstellung von Blutgefäßen und der ableitenden Harnwege benutzt (Abb. **27**).

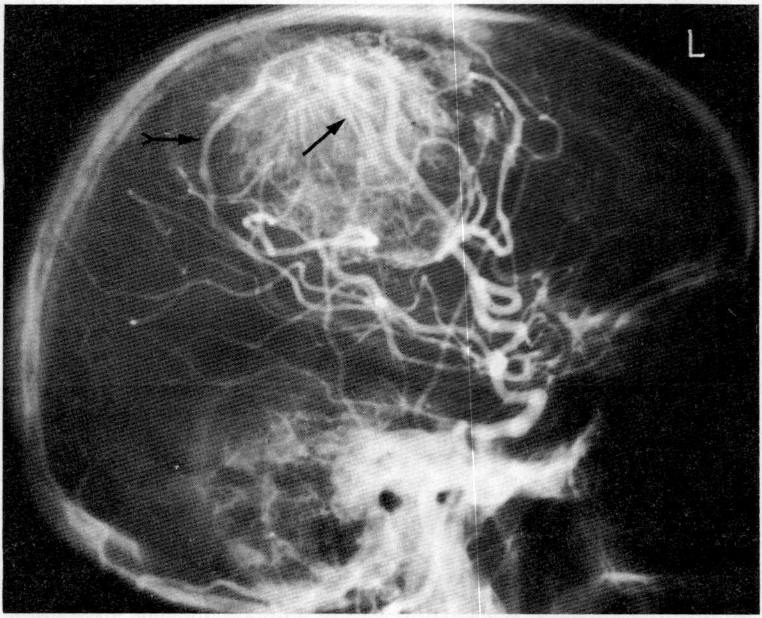

Abb. 27 Hirngefäßdarstellung mittels iodhaltiger Kontrastmittel. Die Pfeile zeigen auf einen stark durchbluteten Hirntumor (aus [8])

- kann in hohen Dosen, (z. B. nach Kontrastmitteluntersuchung der Gefäße) eine Schilddrüsenentgleisung verursachen.
- löst relativ häufig Unverträglichkeitsreaktionen (Allergien) aus, die unter Umständen zum Tod führen.

Fluor

Chemisches Symbol: F.
Fluor wird nach Absorption im Magen-Darm-Trakt zu 99 % in Knochen und Zähne eingebaut.
Es dient als Trinkwasserzusatz in Nordamerika, Schweden, Holland und der Schweiz zur Kariesprophylaxe.
Es findet als Medikament Anwendung bei Knochenabbauvorgängen, z. B. Ossin (Natriumfluorid), NaF, Baer, Chemifluor.

6.3 Toxische Substanzen

Prinzipiell sind alle in diesem Buch aufgeführten Elemente und Verbindungen in entsprechend hohen Dosierungen für den Organismus schädlich bis giftig (toxisch). Somit ist die strenge Unterteilung nur insofern gerechtfertigt, da die folgenden Substanzen keine physiologische Bedeutung besitzen.

Blei

Chemisches Symbol: Pb (Plumbum).
Blei ist ein weiches und leicht zu verarbeitendes Metall.
- ist Bestandteil von Farben und Lacken.
- gelangt über Industrie- und Autoabgase in die Umwelt und die Nahrungsmittel.
- stört im Körper den Hämoglobinaufbau und führt zu einer Anämie.
- eine Bleivergiftung geht mit Kopfschmerzen, Appetitlosigkeit, Darmkoliken, Störungen des Zentralnervensystems, einer blaßgraugelben Hautfarbe und einem Bleisaum des Zahnfleisches einher.

Quecksilber

Chemisches Symbol: Hg (Hydrargyrum).
Quecksilber kommt in Thermometern und Barometern vor.
- verdunstet schon bei Zimmertemperatur; die Dämpfe sind sehr giftig.
- ist in unpolaren Lösungsmitteln (z. B. in Fetten) gut löslich. Da es nicht abgebaut und nur kaum wieder freigesetzt wird, reichert sich das Element in den Pflanzen und Tieren ständig an (Kumulation).

- Vergiftungen führen zu Schäden des Zentralnervensystems, des Magen-Darm-Traktes und der Nieren.
- Quecksilber-Verbindungen, die Amalgane, werden als Zahnfüllungen verwendet.

Thallium

Chemisches Symbol: Tl.
Thallium kommt in Mäuse- und Rattengiften vor und ruft bei Vergiftungen ähnliche Symptome wie das Quecksilber hervor; zusätzlich kommt es zu Herzmuskel- und Leberschäden sowie Haarausfall.

Cadmium

Chemisches Symbol: Cd.
Cadmium steht chemisch dem Zink sehr nahe.

- kommt im Dekor von Keramikgeschirr vor. Es kann sich beim Kochen von der Glasur lösen und so in den Organismus gelangen.
- findet sich außerdem in Akkumulatoren, Batterien, Farben, Rostschutzmitteln und Dünger.
- Vergiftungen führen zu Nierenschäden, hohem Blutdruck, Hodennekrosen, Fehlgeburten und angeborenen Mißbildungen.

Brom

Chemisches Symbol: Br.
Brom wirkt desinfizierend und kann als Iod-Ersatz verwendet werden.

- absorbiert Röntgenstrahlen.
- ist Bestandteil von einigen Schlafmitteln. Der Verdacht auf eine Überdosierung kann durch eine Röntgenaufnahme des Abdomens bestätigt werden. Die Symptome der Vergiftung, des Bromismus, sind durch eine Schädigung des Zentralnervensystems verursacht: Schwäche, Schläfrigkeit, verwaschene Sprache, Halluzinationen, Koma bis hin zum Tod.
- kommt im Tränengas und anderen chemischen Kampfstoffen vor.

Weitere Bestandteile chemischer Waffen wie das Arsen, Blausäure und ihre Salze, die Cyanide, die Salze der Schwefligensäure u. v. a. können nicht besprochen werden; sie führen durch eine direkte Einwirkung auf das Zentralnervensystem oder durch die Blockierung von Zellenzymen zum Tod (s. Abschn. 6.4).

Bor

Chemisches Symbol: B.
Bor wirkt desinfizierend, ist aber in geringen Dosen schon giftig und wird deshalb heute **nicht** mehr als Desinfektionsmittel (Borsalbe oder Borwasser) verwendet.

6.4 Katalysatoren biochemischer Reaktionen: Enzyme

Die oben vorgestellten Spurenelemente erlangen trotz ihrer geringen Konzentration eine ganz bedeutende Funktion im Organismus. Oft können die Stoffwechselprozesse nur in ihrer Anwesenheit ablaufen. Entweder starten sie selbst die Reaktion, oder sie helfen als Bestandteil der Enzyme bei der Umsetzung der Reaktionspartner.

Die Enzyme können mit den Katalysatoren verglichen werden. Sie ermöglichen das Stoffwechselgeschehen, indem sie die Aktivierungsenergie der Reaktionen herabsetzen.

Man erkennt sie an der Endung **-ase**. Die Stoffe, die durch sie umgesetzt werden, nennt man **Substrate**.

Nahezu immer beinhaltet der Name des Enzyms das Substrat und die Art der Reaktion, die das Enzym am Substrat katalysiert: zum Beispiel durch den **Trans**fer (Übertragung) einer **Amino**-Gruppe mittels **Transaminasen** können die Substanzen Glutamat und Oxalacetat entstehen. Das Enzym heißt dann entsprechend: **G**lutamat-**O**xalacetat-**T**ransaminase, abgekürzt **GOT**.

6.4.1 Wirkungsweise der Enzyme

Enzyme kann man als **hochspezifische Facharbeiter** des Körpers bezeichnen. Viele sind aus zwei Teilen zusammengesetzt (s. Abb. **28**).

1. Ein makromolekularer Eiweißanteil, auch *Apoenzym* genannt, gewährleistet die Spezifität des Enzyms. Durch die charakteristische räumliche Eiweißstruktur kann der „Facharbeiter" nur ganz ausgewählte Substanzen „verarbeiten".
2. Der zweite Anteil, das *Coenzym*, bestimmt die Art der Reaktion, die durch das Enzym katalysiert wird.

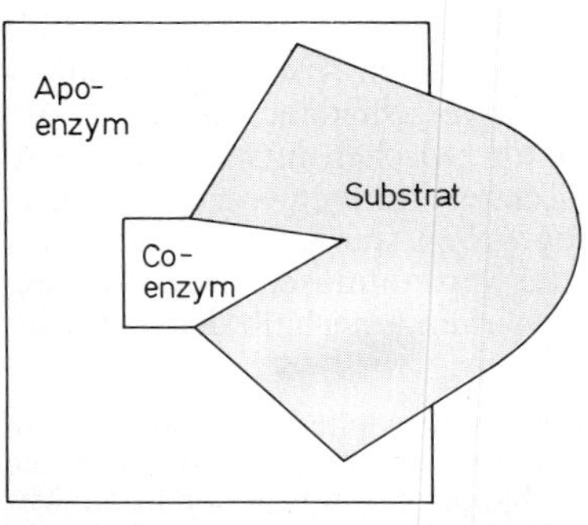

Abb. 28 Enzym. Apo- und Coenzym lagern sich zusammen zu einem Enzym und beschleunigen (katalysieren) die chemische Umsetzung des Substrats

Enzyme gehen genau wie die Katalysatoren kurzfristig Verbindungen mit dem umzusetzenden Substrat ein. Dadurch liegt die Substanz in direkter Nachbarschaft mit dem Coenzym. Jetzt findet die eigentliche Umsetzung statt. Anders aber als die Katalysatoren kann das Coenzym in die Reaktion miteinbezogen sein; d. h. Atomgruppen, Ionen oder Elektronen können vom Substrat auf das Coenzym übertragen werden und umgekehrt. Es entsteht das Endprodukt. Die Verbindung Enzym-Produkt wird aufgelöst und das Enzym zerfällt in seine zwei Ausgangsbestandteile. Die Coenzyme werden in einer zweiten Reaktion wieder in ihren ursprünglichen Zustand versetzt. Gerade hierbei wird häufig die für den Organismus notwendige Energie freigesetzt (s. Abschn. 8.3.2, S. 86). Durch diesen scheinbar komplizierten Umweg ist es erst möglich, daß bei der physiologischen Körpertemperatur von 37 °C 10000 und mehr Substratmoleküle pro Minute (durch ein Enzym) umgesetzt werden.

Die Wirkung der Enzyme kann von verschiedenen Faktoren beeinflußt werden:

- Die Anwesenheit der Coenzyme als Aktivatoren ist häufig eine Grundvoraussetzung. Coenzyme können *Vitamine*, energiereiche Verbindungen, wie z. B. ADP und ATP, sowie eisen- oder kupferhaltige Verbindungen u. a. m. sein.
- die Konzentrationen von Substrat und Enzymen regulieren die Reaktionsgeschwindigkeit. Je weniger Substrat beispielsweise vorhanden ist, desto geringer ist auch der Umsatz.
- eine Temperaturerhöhung beschleunigt den Ablauf.
- eine Änderung des pH-Wertes führt zu einer Umstrukturierung der Eiweißmoleküle. Die Enzyme arbeiten deshalb nur bei ganz bestimmten Wasserstoff-Ionenkonzentrationen optimal (*pH-Optimum der Enzyme*).

6.4.2 Allgemeine Aufgaben der Enzyme

Die Enzyme gewährleisten eine rasche Stoffwechselreaktion auf die Bedürfnisse des Organismus. Sie werden in den Körperzellen aufgebaut, verrichten aber ihre „Arbeit" in verschiedenen Räumen des Körpers. Prinzipiell unterscheidet man zwischen intrazellulär- und extrazellulär wirksamen Enzymen. Letztere können von den Syntheseorten in den Verdauungstrakt abgegeben werden und dort ihrer Funktion nachkommen, wie z. B. die Verdauungsenzyme. Andere, z. B. die Enzyme der Blutgerinnung, wirken innerhalb des Gefäßsystems.

Auch die intrazellulären Enzyme kann man weiter unterteilen, und zwar in solche, die innerhalb von Zellorganellen Reaktionen katalysieren, z. B. die Enzyme des Citronensäurecyclus und der biologischen Oxidation in den Mitochondrien (s. Abschn. 8.3, S. 84 f), und jene, die im Zytoplasma bei einer Vielzahl von biochemischen Vorgängen mithelfen.

6.4.3 Medizinische Bedeutung – Enzymdiagnostik

Die Bestimmung der Enzymkonzentration im Blut, Urin, Liquor und anderen Körperflüssigkeiten kann eine deutliche Hilfestellung bei der Diagnosefindung sein. Oft verändern sich die Enzymwerte im Laufe einer Erkrankung in charakteristischer Weise, so daß Voraussagen getroffen und therapeutische Konsequenzen gezogen werden können.

Die Veränderungen der Enzymkonzentrationen resultieren dabei immer aus Schäden an den erkrankten Körperzellen. Entsprechend der unterschiedlichen Funktionen der einzelnen Gewebe sind auch verschiedene Enzyme durch die Erkrankungen betroffen.

Die Bezeichnung Enzym steht allerdings häufig für mehrere chemisch ähnliche Eiweiße, die am gleichen Substrat dieselbe chemische Reaktion katalysieren. Durch die exakte Analyse kann man „ein Enzym" in weitere Untergruppen, die **Isoenzyme**, unterscheiden.

Beispiel: Das Enzym *Creatinkinase*, abgekürzt CK, kommt in allen Muskelzellen vor. Bei jeder Form der Muskelschädigung kann es aus den Zellen austreten und vermehrt im Serum nachgewiesen werden. Durch die Bestimmung des spezifischen Herzmuskel-Isoenzyms CK_{MB} kann man unterscheiden, inwieweit der erhöhte Wert Folge einer Herzmuskelerkrankung ist oder durch einen Skelettmuskelschaden, wie z. B. eine Prellung, einen Sturz, eine intramuskuläre Injektion hervorgerufen worden ist.

Konzentrationsänderungen lassen sich immer aus den gleichen Überlegungen heraus herleiten: erkrankte Zellen können keine extrazellulär wirksamen Enzyme produzieren. Die Konzentration im Serum nimmt zwangsläufig ab. Gleichzeitig wird die Zellwand der betroffenen Zelle durchlässiger, so daß die zelleigenen Enzyme nach außen strömen und deren Konzentration im Serum ansteigt. Oft, aber nicht immer, steigt die Konzentration um so stärker, je mehr Zellen von der Erkrankung betroffen sind.

Die Enzymkonzentration sollte heute in der Einheit Katal pro Liter (kat/l) untersuchter Flüssigkeit und nicht wie bisher in der alten Bezeichnung Units pro Liter angegeben werden. Abhängig von der Methode schwanken die Normbereiche für die einzelnen Enzymbestimmungen von Labor zu Labor.

1 Unit = Umsatz von 1 µmol Substrat pro Minute
1 Katal = Umsatz von 1 mol Substrat pro Sekunde
1 µkat = Umsatz von 1 µmol Substrat pro Sekunde

Entscheidend bei der Beurteilung von Laborwerten ist, daß der *Einzelwert* für sich allein gesehen *keinen Aussagewert* besitzt. Erst zusammen mit den Beschwerden und den Symptomen des Patienten gewinnt er an Bedeutung. Zusätzlich muß er immer im Verlauf beurteilt werden. So können Fehler und Verwechslungen ausgeschlossen und individuelle Variationsmöglichkeiten frühzeitig erkannt werden.

6.5 Zusammenfassung

In diesem Kapitel werden zunächst einige Elemente und ihre chemischen Verbindungen aus dem medizinischen Blickwinkel heraus vorgestellt.

Wasser ist das Haupttransportmedium des Körpers. In ihm werden die Blutzellen, Nährstoffe, Mineralstoffe, Informations- und Regulationsmoleküle (Hormone), die Abbauprodukte und die Wärmeenergie transportiert.

Die Mineralstoffe nennt man auch Blutsalze. Sie liegen als dissoziierte Teilchen in dem Lösungsmittel Wasser vor oder sind an die Bluteiweißmoleküle gebunden. Die Konzentration in den einzelnen Verteilungsräumen des Organismus ist häufig durch Hormone reguliert. In größeren Mengen sind nur Natrium-, Kalium-, Magnesium-, Calcium- und Chlorid-Ionen vorhanden. Alle übrigen Mineralstoffe zählen zu den Spurenelementen. Jeder Organismus verwendet einen Großteil seiner Energie zur Aufrechterhaltung lebensnotwendiger Gleichgewichtszustände. Mögliche Störungen müssen rasch reguliert werden, um Schädigungen des Organismus zu vermeiden. Prinzipiell sind alle aufgeführten biologisch wirksamen Elemente und Verbindungen in entsprechend hohen Dosierungen für den Organismus schädlich. Toxische Substanzen hingegen weisen keine physiologische Bedeutung auf.

Im zweiten Teil des Kapitels werden die Katalysatoren biochemischer Reaktionen, die Enzyme, vorgestellt. Sie gehen, ähnlich wie die Katalysatoren, kurzfristige Verbindungen mit den umzusetzenden Substratmolekülen ein. Nur mit ihrer Hilfe ist es möglich, daß bei der physiologischen Körpertemperatur von 37 °C 10000 und mehr Substratmoleküle pro Minute durch ein Enzym umgesetzt werden können. Sie gewährleisten somit eine rasche Stoffwechselreaktion auf die Bedürfnisse des Organismus. Änderungen der Enzym-Konzentration in Blut, Urin, Liquor oder anderen Körperflüssigkeiten sind Hinweise für krankhafte Prozesse. Oft verändern sich die Enzym-Werte im Laufe einer Erkrankung in charakteristischer Weise, so daß Voraussagen getroffen und therapeutische Konsequenzen gezogen werden können.

7 Chemie des Kohlenstoffs

Aus der falschen Vorstellung heraus, daß die meisten Kohlenstoff-Verbindungen nur von lebendigen Organismen aufgebaut werden könnten, hat man die Chemie der Kohlenstoffverbindungen als **organische Chemie** abgesondert von der übrigen, anorganischen Chemie.

Kohlenstoff steht in der Mitte des Periodensystems und bildet stabile Atombindungen aus. In der Regel sind alle vier Elektronen der äußersten Energiestufe beteiligt, so daß der Kohlenstoff meist als vierwertige Substanz vorliegt. Eine Ausnahme, das **Kohlenmonoxid**, entsteht bei der unvollständigen Verbrennung des Kohlenstoffs. Es ist ein geruch-, geschmackloses und äußerst giftiges Gas. Es wird 90mal stärker an den roten Blutfarbstoff, Hämoglobin, gebunden als der Sauerstoff der Luft. So können schon Konzentrationen von 0,3 % Kohlenmonoxid in der Atemluft 75 % des Hämoglobins blockieren. Der Betroffene erstickt, wenn er nicht unverzüglich aus der Gefahrenzone entfernt und mit reinem Sauerstoff beatmet wird. Eventuell muß man sogar eine Bluttransfusion durchführen.

Bei der vollständigen Oxidation des Kohlenstoffs entsteht **Kohlendioxid** (CO_2). Mit Wasser reagiert es zu Kohlensäure.

$$CO_2 + H_2O \rightleftarrows H_2CO_3 \quad \text{(Kohlensäure)}$$

Die Kohlensäure wiederum dissoziiert in Wasserstoff-Ionen und Hydrogencarbonat-Ionen (früher als Bicarbonat-Ionen bezeichnet).

$$H_2CO_3 \leftrightarrows H^+ + HCO_3^-$$

Auf die Bedeutung dieser Reaktion wurde schon in Abschn. 5.5.2, s. S. 47 hingewiesen.

Kohlenstoff-Atome können aber auch ausschließlich untereinander Verbindungen ausbilden und sich zu großen Molekülen zusammenlagern. Im Diamanten sind alle C-Atome durch Einfachbindungen kovalent in Form eines Tetraeders mit vier anderen Kohlenstoff-Atomen verbunden. Daraus resultiert auch die Stabilität, sprich: Härte des Edelsteins (s. Abb. **29**).

Graphit ist ebenfalls ein Gitter aus reinen Kohlenstoff-Atomen.

Drei Elektronen jedes Kohlenstoff-Atoms bilden Atombindungen

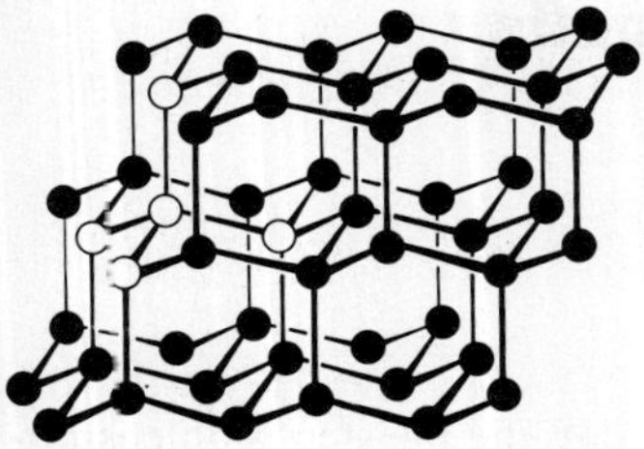

Abb. 29 **Diamant**

mit benachbarten C-Atomen aus. Das vierte Elektron bewegt sich als delokalisierte Ladung ähnlich wie in der Metallbindung zwischen den einzelnen Gitterebenen – sie sind also nicht wie im Diamant durch Atombindungen verknüpft. Diese freien Elektronen erklären die gute Leitfähigkeit des Graphit in einer Richtung (parallel zu den Ebenen). Senkrecht zu dieser Ebene wird der Strom wesentlich schlechter geleitet (s. Abb. **30**).

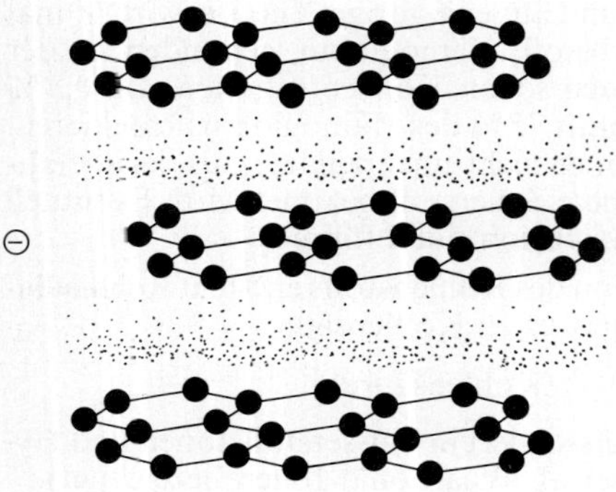

Abb. 30 **Graphit**

7.1 σ- und π-Bindung

Das Kohlenstoff-Atom hat sowohl s- als auch p-Orbitale (s. S. 11f) und kann deshalb σ- und π-Bindungen eingehen. Beides sind kovalente Bindungen. Die σ-Bindung ist eine Einfachbindung und ist an einem einfachen Bindungsstrich erkennbar, während die π-Bindung eine Doppel- oder Dreifachbindung ist; man erkennt sie an einem doppelten oder dreifachen Bindungsstrich.

σ-Bindungen können aus s- oder p-Orbitalen gebildet werden. Eine σ-Bindung, die aus s-Orbitalen entstanden ist, zeigt Abb. **8** (s. S. 20) für das H_2-Molekül. Zwei Kohlenstoff-Atome können über je ein p-Orbital, das in ihrer Bindungsachse liegt, überlappen und eine σ-Bindung bilden (Abb. **31**).

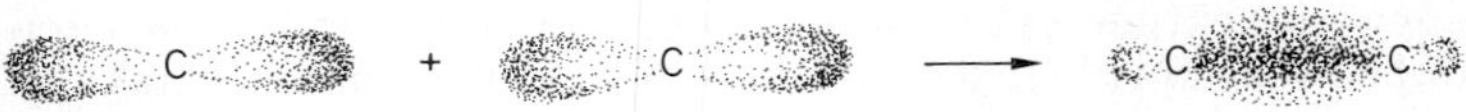

Abb. 31 σ**-Bindung**

π-Bindungen werden generell aus p-Orbitalen gebildet. Zwei C-Atome können mit je einem weiteren p-Orbital (sie besitzen 3 p-Orbitale), das senkrecht zur Bindungsachse steht, neben der σ-Bindung eine weitere Bindung, die π-Bindung eingehen. Die p-Orbitale überlappen oberhalb und unterhalb der Molekülebene (s. Abb. **32**).

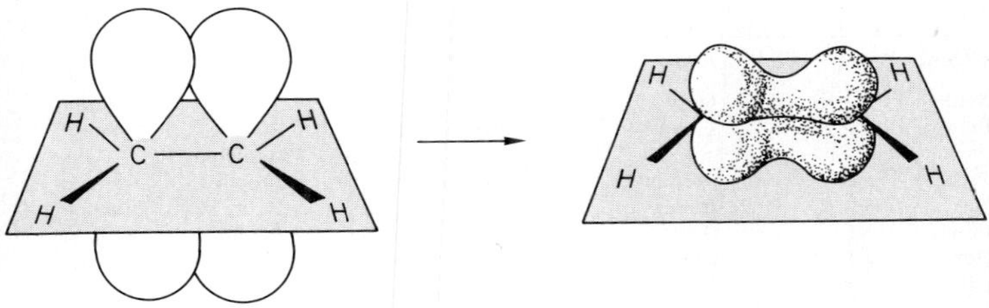

Abb. 32 π**-Bindung.** Bildung einer Doppelbindung im Ethen-Molekül

Eine Dreifachbindung entsteht durch zusätzliches Überlappen eines weiteren p-Orbitals jedes C-Atoms analog der oben dargestellten Doppelbindung.

7.2 Kohlenwasserstoffe

Die einfachsten organischen Verbindungen sind die Kohlenwasserstoffe. Sie bestehen aus Kohlenstoff und Wasserstoff. Der Wasserstoff ist in einer Atombindung fest an den Kohlenstoff angelagert und kann nie abdissoziiert werden. Kohlenwasserstoffe sind somit keine Säuren!

Kettenförmige Moleküle bezeichnet man als aliphatische Verbindungen; bei den ringförmigen Molekülen unterscheidet man cycloaliphatische und aromatische Kohlenwasserstoffe.

Die Namen leiten sich von der Anzahl der beteiligten C-Atome ab. Nähere Einzelheiten des Molekülaufbaus werden durch Vorsilben und Endungen zum Ausdruck gebracht.

Liegen z. B. nur Einfachbindungen im Molekül vor, so bezeichnet man die Kohlenwasserstoffe als **gesättigt** und kennzeichnet sie durch die Endung **-an**. Ist gerade eine Bindung nicht besetzt, so erkennt man einen solchen unvollständigen **Rest** an der Endung **-yl**. Die Endung **-en** steht für eine **Doppelbindung**, die Endung **-in** für eine **Dreifachbindung** innerhalb des Moleküls. Nun kann man die Charakteristika noch durch griechische Zahlenworte ergänzen; ein ...di-en enthält zwei- und ein ...tri-en entsprechend drei Doppelbindungen im Molekül (di, griech. zwei; tri, griech. drei). Einige Beispiele zeigt Tab. 2.

Tabelle 2 Nomenklatur der Kohlenwasserstoffe und Alkohole

Wortstamm	Anzahl der C-Atome	Gesättigter Kohlenwasserstoff	Rest	Ungesättigte Kohlenwasserstoffe Doppelbindung	Ungesättigte Kohlenwasserstoffe Dreifachbindung	Alkohol
allgemein	*n*	Alk**an**	Alk**yl**	Alk**en**	Alk**in**	Alkan**ol**
Meth	1	Methan	Methyl	–	–	Methanol
Eth/Aeth	2	Ethan	Ethyl	Ethen/ Ethylen	Ethin/ Acetylen	Ethanol
Prop	3	Propan	Propyl	Propen	Propin	Propanol
But	4	Butan	Butyl	Buten	Butin	Butanol
Pent	5	Pentan	Pentyl	Penten	Pentin	Pentanol
Hex	6	Hexan	Hexyl	Hexen	Hexin	Hexanol
usw.						

Die aliphatischen Kohlenwasserstoffe können unverzweigt (*n*-Form) oder verzweigt (*i*-Form) vorliegen. Zur genauen Beschreibung der Verzweigungsstelle wird die längste Kohlenwasserstoffkette durchnumeriert. Die Ziffer des C-Atoms, an dem die kurze Kette angelagert ist, wird dem Namen vorangestellt.

Beispiele:

n-Butan (C_4H_{10})

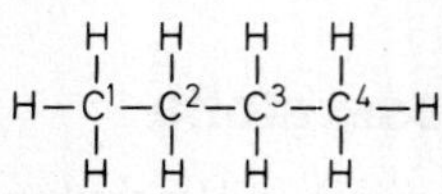

i-Butan (C_4H_{10})
oder 2-Methylpropan

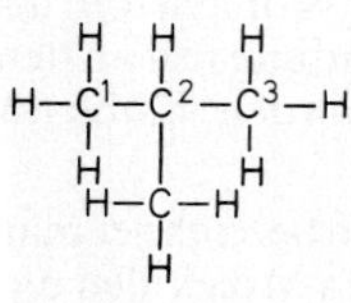

Butadien (C_4H_6)

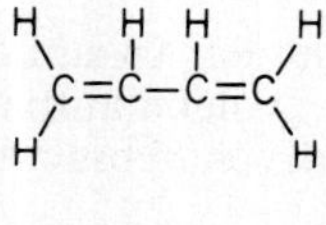

Eine andere Beschreibung kennzeichnet die C-Atome der Kohlenstoffkette durch griech. Buchstaben (α, β, γ, δ, ... ω).

Cycloaliphatische Kohlenwasserstoffe beschreibt man analog den aliphatischen und stellt die Vorsilbe *cyclo-* vor den Wortstamm. Meist werden bei der Strukturformel sowohl die H- als auch die C-Atome vernachlässigt.

Beispiele:

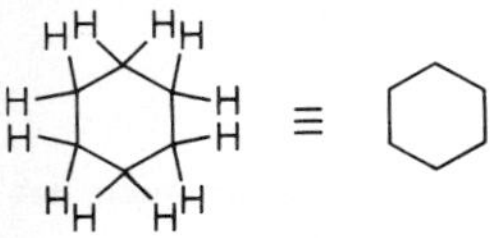

Cyclohexan

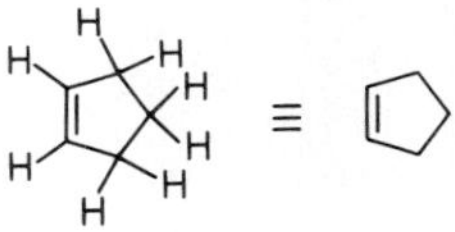

Cyclopenten

Diese Regeln werden bei allen Verbindungen der organischen Chemie eingehalten. Lediglich manche Substanzen haben neben ihren chemischen Namen noch Trivialnamen, z. B. Ethen = Ethylen, Monochlorethen = Vinylchlorid (beide ungesättigte Verbindungen können durch eine Polymerisationsreaktion zu den Kunststoffen Polyethylen bzw. Polyvinylchlorid = PVC umgewandelt werden; s. Abschn. 13.1, S. 132).

Beispiel:

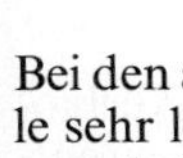

Monochlorethen
oder Vinylchlorid

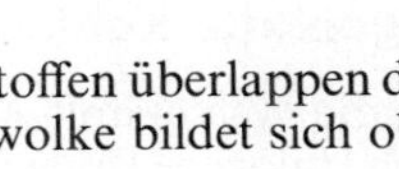

Polivinylchlorid
(PVC)

Bei den aromatischen Kohlenwasserstoffen überlappen die p-Orbitale sehr leicht, und eine π-Elektronenwolke bildet sich oberhalb und unterhalb der Ringebene (Abb. **33**).

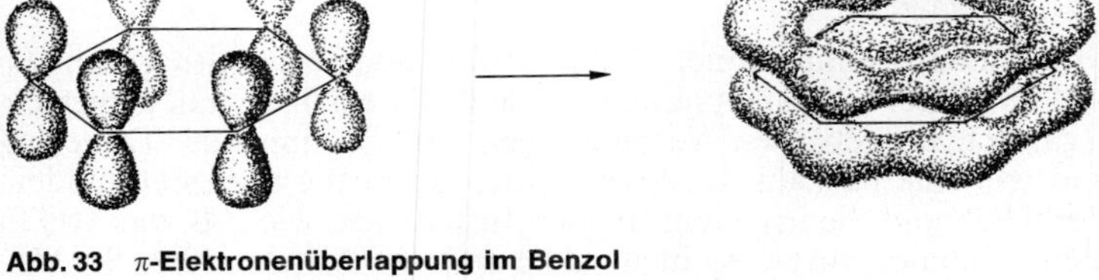

Abb. 33 **π-Elektronenüberlappung im Benzol**

Dies bedeutet, daß die Doppelbindungen nicht mehr lokalisiert sind, man also beispielsweise Benzol (C_6H_6) sowohl in der Form **a** als auch in der Form **b** (Abb. **34**) darstellen kann. Bessere Schreibweisen kennzeichnen deshalb die π-Elektronen als Kreis innerhalb des Moleküls und vereinfachen, indem die Wasserstoff- und Kohlenstoff-Atome vernachlässigt werden (Abb. **34c**).

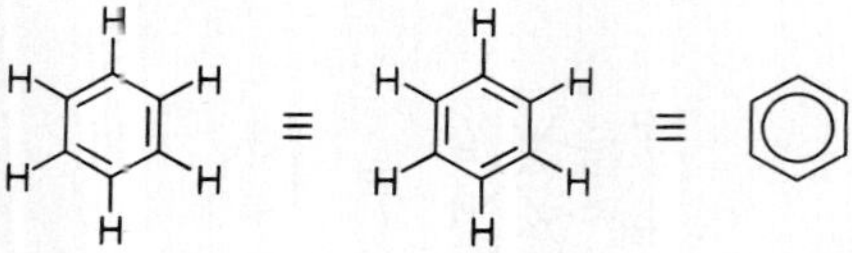

a **b** **c**

Abb. 34a–c Strukturformeln des Benzol

Durch den Anschluß weiterer Benzolringe entstehen die Substanzen Naphthalin und Anthracen. Sie spielen eine herausragende Rolle in der Farbstoff- und Arzneimittelchemie.

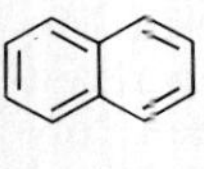

Naphthalin

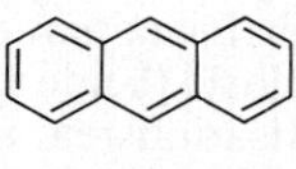

Anthracen

7.3 Substitution der Kohlenwasserstoffe

Durch Substitutionsreaktionen können Wasserstoff-Atome durch andere Elemente oder Gruppen ersetzt werden. Auf diese Weise können Milliarden unterschiedlicher Moleküle synthetisiert werden. Einige Beispiele sind in den folgenden Abschnitten aufgezeigt.

7.3.1 Halogenierte Kohlenwasserstoffe

Ersetzt man die Wasserstoff-Atome der Kohlenwasserstoff-Verbindungen durch Halogene (Elemente der siebten Hauptgruppe), so entstehen die halogenierten Kohlenwasserstoff-Verbindungen.

Einige medizinisch relevante Beispiele und deren Verwendung zeigt Tab. 3.

Die Schilddrüsenhormone, Triiodthyronin und Tetraiodthyronin (T_3 und T_4 in der „Klinikersprache“), sind die einzigen halogenierten organisch aufgebauten Verbindungen des Organismus. Daneben sind aber eine Vielzahl von Arzneimitteln sowie die pflanzentötenden Herbizide und die insektentötenden Insektizide, wie z. B. das DDT, ebenfalls halogenierte Kohlenwasserstoffe (s. Abschn. 13.4, S. 135).

Tabelle 3 Halogenierte Kohlenwasserstoff-Verbindungen

Chemischer Name	Trivialname	Formel	Verwendungszweck
Triiodmethan	Iodoform	HCI_3	Antiseptikum
Tetrachlormethan	Tetrachlor-kohlenstoff	CCl_4	Lösungsmittel
Difluor-dichlor-methan	Frigen	CF_2Cl_2	Treibgas, Kühl-mittel in Kühl-schränken
Monochlorethan	Ethylchlorid	C_2H_5Cl	Kältelokal-anästhetikum
Trichlormethan	Chloroform	$HCCl_3$	Narkosemittel (nicht mehr im Gebrauch)
2,2,2-Trifluor-1-chlor-1-brom-ethan	Halothan	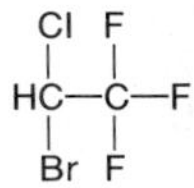	Narkosemittel

7.3.2 Alkohole, Phenole, Ether

Die Alkohole entstehen durch Oxidation der Kohlenwasserstoffe. Findet die Reaktion an einem Ende der Kohlenwasserstoff-Kette statt, so resultiert ein primärer Alkohol (mit endständiger Alkohol-Gruppe = OH-Gruppe). Die Oxidation in der Mitte eines Moleküls führt zu sekundären Alkoholen (mit mittelständiger OH-Gruppe). Man erkennt Alkohole an der Endung **-ol**.

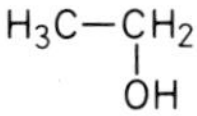

Ethanol
primärer Alkohol

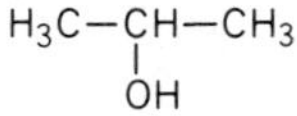

i-Propanol
sekundärer Alkohol

Die Alkohol-Gruppe ist, wie die Wasserstoff-Atome, kovalent an die C-Atome gebunden und kann nicht abdissoziiert werden. Alkohole sind somit keine Basen. Bei anorganischen Basen, wie z. B. dem NaOH, liegt eine Ionenbindung vor, die in Wasser gespalten wird. Basen dissoziieren OH^--Ionen ab, Alkohole dagegen nie.

Bei der Oxidation des Ethans entsteht der Trinkalkohol, **Ethanol**. Methanol, das Oxidationsprodukt des Methans, dagegen ist hochgiftig. Seine Einnahme führt zur Erblindung und unter Umständen zum Tod.

Durch mehrfache Oxidation eines Kohlenwasserstoff-Moleküls entsteht ein mehrwertiger Alkohol. Er ist nur dann stabil, wenn pro C-

Atom maximal eine Alkohol-Gruppe angelagert wurde. Der bekannteste und medizinisch relevante mehrwertige Alkohol ist das **Glycerin**. Es ist eine farblose, süß schmeckende Flüssigkeit, die Salben und Kosmetika zugesetzt oder als Frostschutzmittel dem Kühlwasser von Kraftfahrzeugen beigemengt wird. In einer Verbindung mit Salpetersäure (HNO_3) ist es als „Nitroglycerin" bekannt (chemischer Name: Glycerintrinitrat). In Kap. 10 wird Glycerin als Bestandteil der Fette, insbesondere der Triglyceride vorgestellt.

Reagieren zwei Alkohole miteinander, so entsteht unter Abspaltung eines Moleküls Wasser ein **Ether**. Bei dem zur Narkose verwendeten Diethylether sind die zwei (griech. di) Ethyl-Reste über ein Sauerstoff-Atom miteinander verbunden.

Alkohole reagieren mit Säuren ebenfalls unter Abspaltung von Wasser. Dabei entstehen die **Ester**. Auf diese Weise werden z. B. die Fettsäuren mit dem dreiwertigen Alkohol Glycerin verknüpft oder die Phosphorsäure-Moleküle an die Alkohol-Gruppen der Zucker angelagert (s. Kap. 10 und 11).

Ganz anders verhalten sich OH-Gruppen in Nachbarschaft von π-Elektronen. Diese integrieren die Bindungselektronen des Sauerstoffs so sehr, daß der Wasserstoff nur noch leicht festgehalten wird und sogar abdissoziiert werden kann. Diese Verbindungen reagieren wie schwache Säuren. Im **Phenol** ist die OH-Gruppe an einen Benzolring adaptiert. Es findet als Desinfektionsmittel Anwendung.

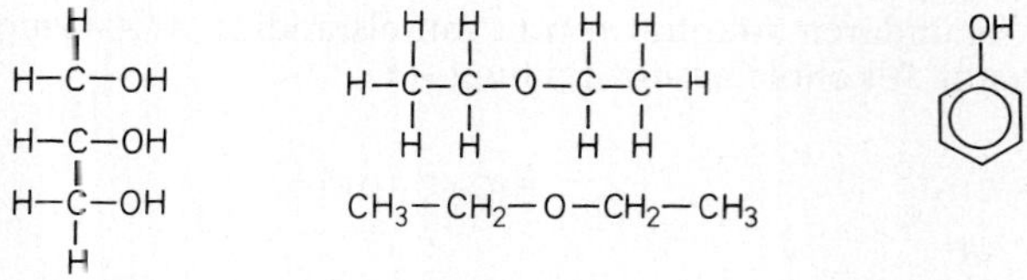

Glycerin Diethylether Phenol

7.3.3 Amino- und Nitro-Verbindungen

Die bisher besprochenen organischen Verbindungen bestanden lediglich aus den Elementen Kohlenstoff, Wasserstoff, den Halogenen und Sauerstoff. Die wichtigsten Verbindungen des Lebens, wie die Eiweiße und Nucleinsäuren sind durch die Anwesenheit des Stickstoffs gekennzeichnet (chemisches Symbol: N, Nitrogenium).

Lediglich die Pflanzen aber sind in der Lage, Stickstoff aus seinen anorganischen Verbindungen heraus zu lösen und in organische Moleküle einzubauen. So kann das Atom in Ringmoleküle integriert oder in Form von Amino- (NH_2-) oder Nitro-Gruppen (NO_2-) an

Kohlenwasserstoffe substituiert werden. Oft sind dabei nur drei der fünf äußeren Elektronen in den Verbindungen des Stickstoffs zu seinen Nachbaratomen einbezogen. Die übrigen zwei Elektronen können als freies Elektronenpaar ein Wasserstoff-Ion anlagern. Damit verleiht der Stickstoff dem Gesamtmolekül die Eigenschaften einer Base. Zur Erinnerung: Säuren setzen H^+-Ionen frei, während Basen H^+-Ionen anlagern.

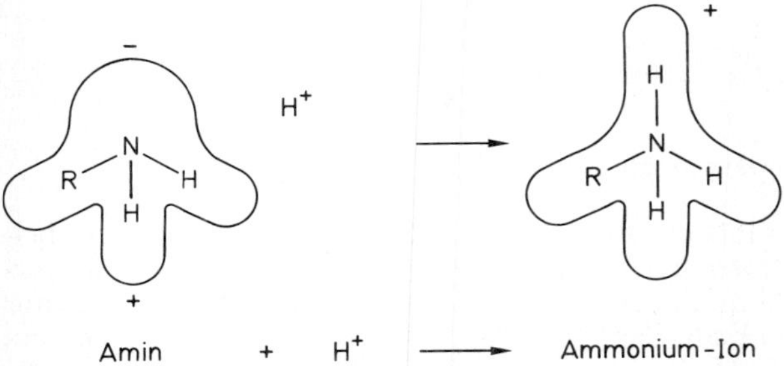

Abb. 35 Anlagerung eines H^+-Ions an ein Amin

In den Grundbausteinen der Eiweißmoleküle, den Aminosäuren, liegt die Säuregruppe in direkter Nachbarschaft zur Amino-Gruppe (Base). Je nach Stoffwechselsituation können die Aminosäuren H^+-Ionen aus der Säuregruppe abdissoziieren oder überschüssige Wasserstoff-Ionen an die Amino-Gruppe anlagern (s. Abschn. 9.1.1, S. 92f) (Abb. **35**). So tragen sie mit dazu bei, daß der pH-Wert konstantgehalten wird.

7.3.4 Aldehyde und Ketone

Aldehyde sind das Oxidationsprodukt primärer Alkohole (endständige Alkohol-Gruppe). Man erkennt sie an der Endung **-al**. Methanal z. B. entsteht durch die Oxidation von Methanol. Es wird auch **Formaldehyd oder Formalin** genannt und als Fixierungsmittel für Gewebe in der Anatomie und Pathologie verwendet.

Ketone entstehen bei der Oxidation sekundärer Alkohole (mittelständige Alkohol-Gruppe). Sie sind durch die Endung **-on** gekennzeichnet.

Aceton z. B. ist ein Lösungsmittel und wird normalerweise nur in sehr geringem Umfang auch im Organismus hergestellt.

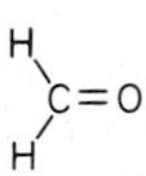
CH_2O

Formaldehyd

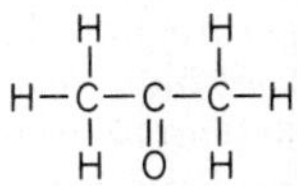
$CH_3{-}CO{-}CH_3$

Aceton

Bei der „Zuckerkrankheit“, dem *Diabetes mellitus*, kann die Konzentration des Acetons und anderer Ketonkörper durch die veränderte Stoffwechsellage deutlich ansteigen. Dies geht mit einer Übersäuerung des Organismus einher, der *Ketoacidose* (s. Abschn. 8.4, S. 88).

7.3.5 Carbonsäuren

Aldehyde können weiter oxidiert werden zu Carbonsäuren:

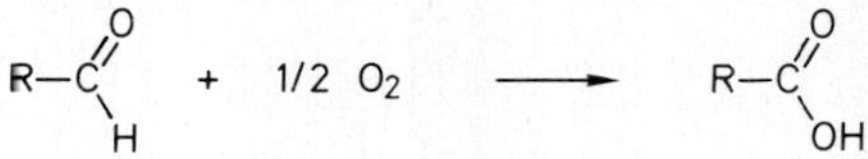

R = Kohlenwasserstoff-Kette

Nach der Anzahl der Säure-Gruppen (COOH-Gruppen) unterscheidet man ein-, zwei- und mehrwertige Säuren. Die einwertigen längerkettigen Carbonsäuren nennt man auch Fettsäuren. Sie bestehen aus einem polaren Ende, der Säuregruppe, und einer unpolaren Kohlenwasserstoff-Kette. Je länger diese Kette ist, desto schlechter ist die Fettsäure in Wasser löslich.

Wie jede Säure kann man auch Carbonsäuren mittels Basen, z. B. der Natronlauge (NaOH), neutralisieren. Dabei entstehen Wasser und Salz, in diesem Beispiel das Natriumsalz der Carbonsäure.

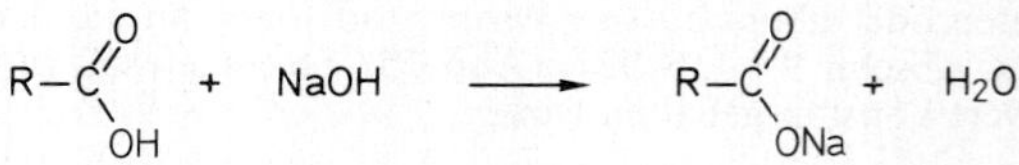

Die Salze der Fettsäuren nennt man **Seifen**.

Ein Abkömmling einer zweiwertigen Carbonsäure, der Oxalsäure (HOOC—COOH) wurde schon in Abschn. 5.5 (s. S. 46) vorgestellt. Die Wasserstoff-Ionen der beiden Carboxyl-Gruppen können nacheinander durch Metallionen ersetzt werden. Durch diese Neutralisation entstehen die Salze der Oxalsäure, die Oxalate. Sie werden im Urin ausgeschieden. In hohen Konzentrationen fallen sie aus und bilden in den ableitenden Harnwegen Nieren- und Blasensteine.

7.4 Medizinische Bedeutung

Durch eine nahezu unendliche Vielfalt von Kombinationsmöglichkeiten der oben angeführten chemischen Gruppen sind Milliarden von organischen Molekülen vorstellbar. Gemeinsam ist diesen Verbindungen, daß sie sich aus Kohlenwasserstoff-Verbindungen herleiten lassen. Häufig sind Stickstoff-Atome in die Grundstrukturen mit eingebaut. Durch Oxidationsvorgänge ist der Sauerstoff in fast allen

Verbindungen vertreten. Diese vier Elemente machen mehr als 99 % aller Atome des menschlichen Organismus aus.

Eine besondere Bedeutung erlangen in diesem Zusammenhang die Pflanzen. Sie können als einzige Lebewesen diese Elemente aus anorganischen Verbindungen heraus zu organischen Molekülen umformen. Nur sie können Eiweiß synthetisieren, Zucker aufbauen und dabei den lebensnotwendigen Sauerstoff freisetzen. Die Tiere und Menschen bedienen sich der vorgefertigten Pflanzenprodukte zum Aufbau und Erhalt der eigenen Organismen. Dieser Zusammenhang macht deutlich, daß Manipulationen in der Pflanzenwelt, wie die Anreicherung von Schadstoffen etc., zwangsläufig direkt oder indirekt über die Nahrungskette zu Schäden bei Tier und Mensch führen.

Weiterhin läßt sich schon hier erahnen, daß die Lebewesen die gemeinsam zur Verfügung stehenden Nahrungsmittel prinzipiell gleich nutzen und verstoffwechseln. Alle benötigen Kohlenhydrate (Zucker) und Fette als Energiereserven. Der Abbau verläuft über die gleichen Stoffwechselzwischenprodukte. Endprodukte sind fast immer Wasser und Kohlendioxid. Die Eiweiße dienen als Bausteine, und die Nucleinsäuren beinhalten den gesamten Bauplan und legen die Stoffwechselwege fest.

Diese Substanzen werden in den folgenden Kapiteln nicht nur aus chemischer Sicht beleuchtet. Auch auf krankhafte Veränderungen wird hingewiesen.

7.5 Zusammenfassung

Kohlenstoff steht in der 4. Hauptgruppe des Periodensystems. Er bildet stabile Atombindungen aus. In der Regel sind alle vier Elektronen der äußersten Energiestufe beteiligt, so daß der Kohlenstoff meist als vierwertige Substanz vorliegt. Eine Ausnahme, das Kohlenmonoxid, entsteht bei der unvollständigen Verbrennung des Kohlenstoffs. Kohlenmonoxid reagiert mit Wasser zur Kohlensäure.

Kohlenwasserstoffe sind die einfachsten organischen Verbindungen. Sie bestehen aus Kohlenstoff und Wasserstoff. Sie liegen als kettenförmige oder ringförmige Moleküle vor. Die Namen leiten sich von der Anzahl der beteiligten C-Atome ab. Die benachbarten C-Atome können Einfach-, Doppel- oder Dreifachbindungen miteinander ausbilden. Die Doppel- und Dreifachbindungen sind energiereiche Bindungen, die gerne zur Anlagerung weiterer Substanzen aufgelöst werden.

Halogenierte Kohlenwasserstoffe entstehen dadurch, daß ein H-Atom eines Kohlenwasserstoffs durch ein Halogen (Element der 7. Hauptgruppe) ersetzt wird.

Alkohole sind die Oxidationsprodukte der Kohlenwasserstoffe. Reagieren zwei Alkohole miteinander, so entsteht unter Abspaltung eines Moleküls Wasser ein Ether. Alkohole reagieren mit Säuren ebenfalls unter Abspaltung von Wasser. Dabei entstehen die Ester.

Amino- und Nitro-Verbindungen entstehen durch die Anlagerung einer Amino- (NH_2-) oder Nitro-(NO_2)Gruppe. Aldehyde und Ketone sind Oxidationsprodukte der Alkohole. Adehyde können weiter oxidiert werden zu Carbonsäuren.

Die organischen Verbindungen des menschlichen Organismus bestehen zu mehr als 95 % aus den vier Elementen Sauerstoff, Stickstoff, Kohlenstoff und Wasserstoff. Nur die Pflanzen können als einzige Lebewesen diese Elemente aus anorganischen Verbindungen heraus zu organischen Molekülen umformen. Nur sie können Eiweiß synthetisieren, Zucker aufbauen und dabei den lebensnotwendigen Sauerstoff freisetzen. Tiere und Menschen bedienen sich der vorgefertigten Pflanzenprodukte zum Aufbau und Erhalt der eigenen Organismen. Manipulationen in der Pflanzenwelt, wie z. B. die Anreicherung von Schadstoffen, müssen zwangsläufig direkt oder indirekt über die Nahrungskette zu Schäden bei Tier und Mensch führen.

Die Lebewesen nutzen und verstoffwechseln die gemeinsam zur Verfügung stehenden Nahrungsmittel prinzipiell gleich. Alle Lebewesen benötigen Kohlenhydrate (Zucker) und Fette als Energiereserven. Der Abbau verläuft über die gleichen Stoffwechselzwischenprodukte. Endprodukte sind fast immer Wasser und Kohlendioxid. Die Eiweiße dienen als Bausteine. Die Nucleinsäuren beinhalten den gesamten Bauplan und legen die Stoffwechselwege fest.

8 Kohlenhydrate

Kohlenhydrate, die im Deutschen allgemein als Zucker bezeichnet werden, erkennt man an der Endung **-ose**.

Der Begriff entstammt der historischen Vorstellung, daß die süß schmeckenden chemischen Substanzen eine Verbindung aus Kohlenstoff und Hydrat-(Wasser-)Molekülen seien.

Mit den in Kap. 7 vorgestellten Grundkenntnissen kann man die Zucker als Aldehyd- oder Keton-Abkömmlinge höherer Alkohole beschreiben. Gedanklich lagert man an ein Kohlenstoff-Gerüst mehrere Alkohol-Gruppen. Nach der Oxidation einer endständigen OH-Gruppe zum Aldehyd erhält man eine **Aldose**, während aus der Oxidation einer mittelständigen OH-Gruppe eine **Ketose** resultiert.

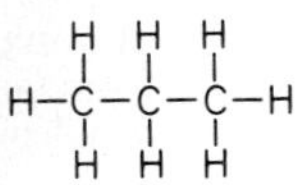

Propan

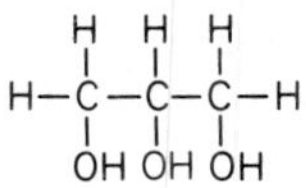

Glycerin
dreiwertiger Alkohol

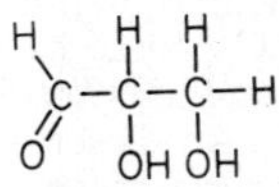

Glycerinaldehyd
Aldehyd-Abkömmling des dreiwertigen Alkohols Glycerin

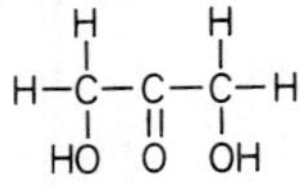

1,3-Dihydroxyaceton
Keton-Abkömmling des dreiwertigen Alkohols Glycerin

Abb. 36 Aufbau einer Aldose und einer Ketose

Eine weitere allgemeine Einteilung orientiert sich an der Zahl der C-Atome des Kohlenstoff-Gerüstes. Der in Abb. **36** vorgestellte Gylcerinaldehyd enthält zum Beispiel drei C-Atome und ist deshalb in die Gruppe der Triosen einzuordnen (tri, griech. drei). Entsprechend besitzen Tetrosen 4, Pentosen 5, Hexosen 6, Heptosen 7 Kohlenstoff-Atome usw.

8.1 Struktur und Eigenschaften der Kohlenhydrate

Zuckermoleküle sind „lebendige" Moleküle. Die räumliche Anordnung eines Moleküls variiert so stark, daß recht unterschiedliche Modelle zur Strukturformel entwickelt worden sind. Am Beispiel des Traubenzuckers, der auch **Glucose** genannt wird, seien vier verschiedene Schreibweisen aufgezeigt (Abb. **37**). Die Kettenform ist dabei die anschaulichste Darstellung. Aber wie in Kap. 7 schon näher ausgeführt, bilden die Kohlenstoff-Atome untereinander bestimmte Bindungswinkel aus. Dies führt dazu, daß die Alkohol-Gruppe des fünften C-Atoms in der Nähe der Aldehyd-Gruppe zu liegen kommt. Hier können nun leicht innermolekulare Umlagerungen stattfinden: Die OH-Gruppe wird auf das erste C-Atom übertragen, die C=O-Doppelbindung aufgespalten und die benachbarten C-Atome über eine Sauerstoff-Brücke miteinander verbunden. Es resultiert ein Halbacetal. Der Vorgang ist reversibel, d.h. die Umlagerung kann jederzeit wieder rückgängig gemacht werden. In der Natur liegt die Glucose allerdings in über 99 % als **Halbacetal** und somit als **ringförmiges** Molekül vor (s. Abb. **37**).

Berücksichtigt man die dritte Ebene des Raumes, so kann man behaupten, daß die C-Atome nicht alle in einer Ebene liegen. Aus dieser Überlegung heraus resultieren zwei weitere Modelle: die Wannen- und die Sesselform (s. Abb. **37**). An dieser Stelle kann aber auf weitere Einzelheiten nicht näher eingegangen werden.

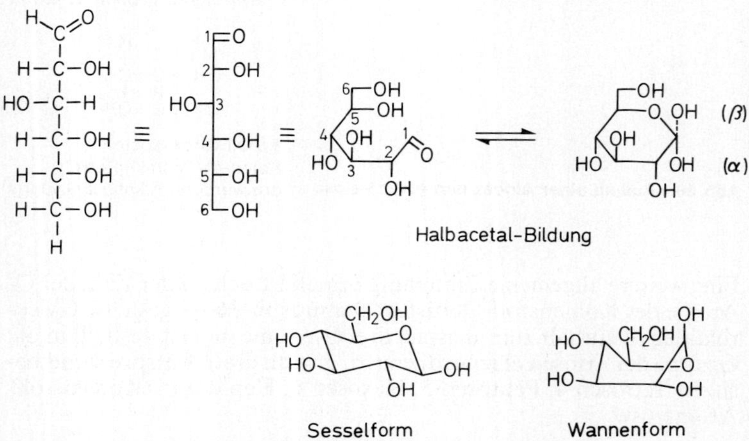

Abb. 37 Strukturformeln des Traubenzuckers (Glucose)

Nach Ausbildung der Halbacetalform kann die OH-Gruppe am ersten C-Atom zwei räumliche Stellungen einnehmen. Zeigt sie in dieselbe Richtung wie das sechste Kohlenstoff-Atom, so liegt das Molekül in der „*β-Form*" vor. Die gegensinnige Anordnung bezeichnet man als „*α-Form*". Für die später zu besprechenden Verbindungen der Glucose ist es von entscheidender Bedeutung, in welcher Form das Molekül in die Bindung eingegangen ist.

Darüber hinaus hat die OH-Gruppe am ersten Kohlenstoff-Atom eine reduzierende Wirkung. Als Nachweismethode kann man Metallsalze in die Zuckerlösung geben, die sich dann bei der Reduktion verfärben (Reduktionsprobe mittels Kupfersalzen nach Fehling und Trommer oder mittels Bismut-Verbindungen nach Nylander).

8.1.1 Monosaccharide

Die Monosaccharide sind Einfachzucker. Die drei wichtigsten Vertreter der Hexosen sind: **Glucose** (Traubenzucker), **Fructose** (Fruchtzucker) und **Galactose**. Zwei Pentosen, die Ribose und die um ein Sauerstoff-Atom ärmere Desoxyribose, sind als Bestandteile energiereicher Verbindungen, wie z.B. dem Adenosintriphosphat (ATP, s. Abschn. 8.3, S. 84), und beim Aufbau der Nucleinsäuren (s. Kap. 11, S. 119f) von Bedeutung (Abb. **38**).

Glucose ist der häufigste in der Natur vorkommende Baustein organischer Verbindungen.

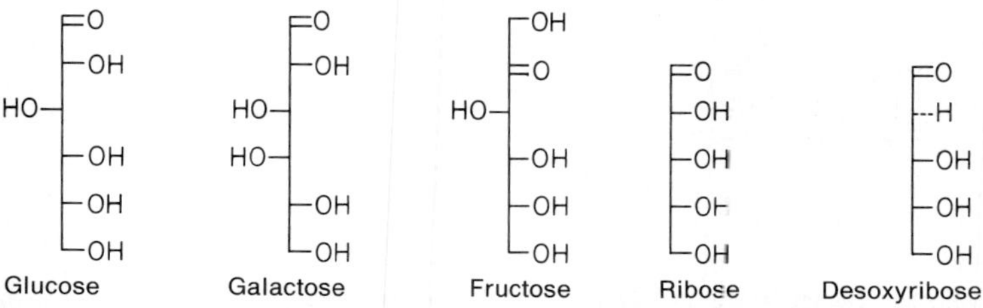

Abb. 38 Strukturformeln der Hexosen Glucose, Galactose und Fructose sowie der **Pentosen** Ribose und Desoxyribose

Zuckermoleküle drehen die Schwingungsebene polarisierten Lichtes (polarisiertes Licht schwingt nur in einer Ebene). Diese Eigenschaft machte man sich früher zunutze, um Zucker nachzuweisen. Dabei ist der Grad der Ablenkung abhängig von der Art des Zuckers und der Konzentration im Lösungsmittel. Fructose dreht polarisiertes Licht nach links und wird deshalb auch Laevulose (laevogyr, griech. linksdrehend) genannt: Glucose dagegen dreht die Schwingungsebene nach rechts, was den Namen Dextrose (dextrogyr, griech. rechtsdrehend) erklärt.

Heute weist man die Zucker enzymatisch nach. Diese Methode ist weitaus genauer, da die Enzyme hochspezifisch nur mit den nachzuweisenden Molekülen reagieren. Die Ergebnisse werden somit nicht durch Verunreinigungen, andere Zucker oder auch andere Zuckerformen verfälscht.

8.1.2 Disaccharide

Reagieren zwei Monosaccharide unter Abspaltung eines Moleküls Wasser miteinander, so entstehen Disaccharide. Die beiden Einfachzucker sind über eine Sauerstoff-Brücke miteinander verbunden. Die Bindung nennt man auch **Glykosidbindung**.

Hierbei ist mindestens bei einem Monosaccharid das C-Atom beteiligt, das die Halbacetalbindung ausgebildet hat; bei der Glucose das erste, bei der Fruktose das zweite C-Atom. Ist die Sauerstoff-Brücke gerade zwischen zwei solchen Kohlenstoff-Atomen hergestellt worden, so liegen keine freien, reduzierenden OH-Gruppen mehr vor. Die Reduktionsprobe wird negativ.

Die medizinisch relevanten Disaccharide sind in Abb. **39** dargestellt. Die Kurzschreibweise berücksichtigt dabei die Form des Zuckers, der die Bindung eingegangen ist, sowie die beteiligten C-Atome, zwischen denen die Verbindung hergestellt wurde.

Bemerkenswert ist, daß der Organismus die α-glykosidische Bindung im Maltose-Molekül aufspalten kann. Im Gegensatz hierzu kann er die gleichen zwei Glucose-Moleküle der Cellobiose nicht nutzen, da er keine Enzyme besitzt, die die über die β-Form geknüpfte Verbindung aufbrechen können.

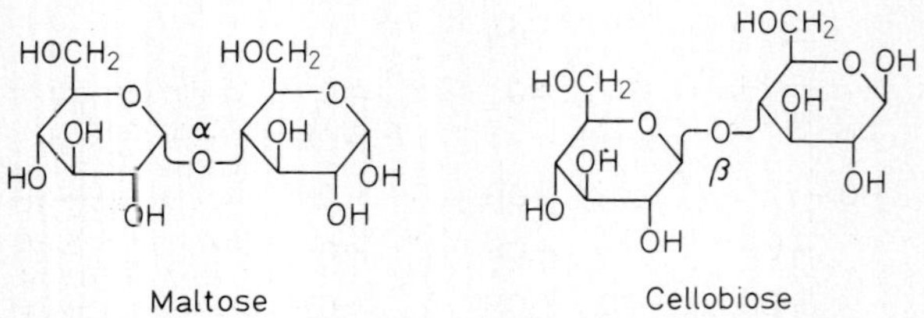

Abb. 39 Disaccharide. Je zwei Traubenzucker-Moleküle sind über die gleichen Kohlenstoff-Atome miteinander verknüpft. Allerdings ist die räumliche Anordnung der Verknüpfung verschieden. In der Maltose sind zwei α-Formen, in der Cellobiose zwei β-Formen miteinander gebunden

Verknüpfung von Disacchariden aus verschiedenen Monosacchariden:

Maltose (Malzzucker)	Glc α (1–4) Glc
Cellobiose	Glc β (1–4) Glc
Lactose (Milchzucker)	Gal β (1–4) Glc
Saccharose (Rohrzucker)	Glc α (1–2) Fru

Glucose Glc; Fructose Fru; Galactose Gal.

8.1.3 Polysaccharide

Polysaccharide setzen sich aus Hunderten von Monosacchariden zusammen. Die drei wichtigsten Vertreter können hier vorgestellt werden. Alle bestehen ausschließlich aus Glucose-Bausteinen.

Cellulose ist der Hauptbestandteil der pflanzlichen Zellwände. Als Reinsubstanz begegnet sie uns in der Form des Zellstoffs oder der Watte. In Holz und Papier beträgt der Cellulose-Anteil nahezu 70%. Leider sind die Glucose-Moleküle alle **β-glykosidisch** gebunden, so daß sie vom menschlichen Organismus nicht aufgespalten und verwertet werden können. Die durch Gemüse und Obst zugeführte Cellulose dient lediglich als Ballaststoff.

Stärke ist das Reservekohlenhydrat der Pflanzen. Es ist ein Gemisch aus Amylose (unverzweigt) und Amylopektin (verzweigt). Die Glucose-Moleküle sind ausnahmslos α-glykosidisch gebunden und können deshalb von den Verdauungsenzymen, Amylase, gespalten werden.

Glykogen ist das Reservekohlenhydrat der Tiere und Menschen. Durch die relativ häufig ausgebildete α-1,6-glykosidische Bindung ist es ein stark verzweigtes Molekül. Im menschlichen Organismus kommt es vorwiegend in der Leber und Muskulatur vor. Im Hungerzustand ist die Glucose-Reserve in Form des Glykogens schon nach 12 Stunden aufgebraucht.

8.1.4 Abkömmlinge der Kohlenhydrate

Durch die Anlagerung weiterer chemischer Gruppen und Moleküle an die Monosaccharide erhält man die Substanzen Glucosamin, Galactosamin, Acetylglucosamin und andere. Die Namen beschreiben die einzelnen Bestandteile, aus denen sich diese Verbindungen herleiten. So besteht die Substanz **Acetylglucosamin** aus einem Glucose-Molekül, an das eine Amino-Gruppe und ein Essigsäure-Rest (Acetyl-Rest) angelagert ist. Man findet sie in gemischt zusammengesetzten Polisacchariden, wie z. B. den Mucopolisacchariden des Bindegewebes oder Verdauungssekretes. Darüber hinaus begegnen sie uns in Zucker-Eiweiß-Verbindungen, den Glykoproteinen. Diese wiederum sind häufig in die Zellwand miteingebaut und kennzeichnen die einzelnen Zellen nach außen hin. So unterscheiden sich zum Beispiel die Erythrocyten der verschiedenen Blutgruppen A, B, AB oder 0 lediglich in der Auswahl der Glykoproteine an der Erythrocytenoberfläche. Und hier sind es letztlich nur verschiedene Zuckermoleküle, die die Zugehörigkeit zu einer der Blutgruppen bestimmen. Erythrocyten der Blutgruppe A bauen an einer Stelle der Glykoproteine Acetylgalactosamin ein, wo bei der Blutgruppe B ein Galactose-Molekül nach außen ragt. Die Erythrocyten der Blutgruppe 0 besitzen an der gleichen Stelle ein Wasserstoff-Atom, während die Blutgruppe AB an der Zelloberfläche beide Glykoproteine und somit beide Charakteristika aufweist.

Durch eine weitere Oxidation der Glucose entstehen die Glucon- und Glucuronsäure. In den Leberzellen werden diese Moleküle an körpereigene Abbauprodukte, wie das beim Hämoglobinabbau anfallende Bilirubin, aber auch an körperfremde Substanzen, wie Arzneimittel und Gifte, angelagert. Die so glucuronierten Verbindungen können anschließend über die Galle ausgeschieden werden.

8.2 Verdauung und Absorption

Der Organismus benötigt die Kohlenhydrate als Energieträger. Der überwiegende Teil wird in Form von Polysacchariden mit der Nahrung zugeführt. Sie müssen im Verdauungstrakt zuerst aufgespalten werden (*Verdauung*), bevor sie von den Dünndarmzellen aufgenommen und an das Blut weitergeleitet werden können (*Absorption*).

Enzyme der Ohr- und Bauchspeicheldrüse, die **Amylasen**, gewährleisten die rasche Trennung der α-glykosidischen Bindungen. Die entstandenen Disaccharide, Maltose, Saccharose und Lactose, können aber nur durch Enzyme gespalten werden, die direkt auf der Oberfläche der Dünndarmschleimhaut lokalisiert sind.

Ein Mangel an disaccharid-spaltenden Enzymen, z. B. ein **Lactasemangel**, führt zu einer Unverträglichkeitsreaktion. Der nicht gespaltene Zucker wird nicht absorbiert und verweilt als osmotisch wirksames Teilchen im Darm. Hier bindet er Wasser und führt zu Durchfällen (Diarrhoe). Entsprechend geht bei diesen Patienten die Zufuhr von Milchzucker, Milch und Milchprodukten immer mit einer Diarrhoe einher.

Aus therapeutischen Überlegungen heraus verabreicht man gelegentlich einen schlecht absorbierbaren Zucker, **Lactulose** (Bifiteral®, Laevilac®), der das Milieu für die physiologisch vorkommenden Darmbakterien verändert und zu einer therapeutisch gewünschten Diarrhoe führt.

8.3 Kohlenhydratstoffwechsel

Kohlenhydrate gehören gemeinsam mit den Fetten zu den Brennstoffen, d. h. durch die Aufspaltung dieser Substanzen deckt der Organismus seinen Energiebedarf. Die Energie dient zum einen zur Aufrechterhaltung der Körpertemperatur, zum anderen kann ein großer Teil in Form von energiereichen chemischen Bindungen, z. B. dem **Adenosintriphosphat (ATP)**, gespeichert werden.

ATP ist ein universell nutzbares Molekül. In jeder Körperzelle kann nahezu jede energieabhängige Reaktion in Anwesenheit von ATP-Molekülen ablaufen. ATP entsteht bei der Anlagerung zweier Phosphat-Gruppen an das in allen Zellen vorhandene Adenosinphosphat – auch Adenosinmonophosphat, AMP, genannt. AMP ist ein Baustein der Nucleinsäuren (s. Kap. 11, S. 119).

Es ist jeweils die Energie von 30 kJ (7 kcal) notwendig, um 1 mol ADP aus AMP und Phosphorsäure, bzw. 1 mol ATP aus ADP und Phosphorsäure zu synthetisieren:

A—P + P + 30 kJ → A—P ~ P

A—P ~ P + P + 30 kJ → A—P ~ P ~ P

A = Adenosin, P = Phosphat, A—P = Adenosinmonophosphat (AMP), A—P ~ P = Adenosindiphosphat (ADP), A—P ~ P ~ P = Adenosintriphosphat (ATP), ~ P = Symbol für eine energiereiche Verbindung

Bei Bedarf spaltet der Organismus ATP-Moleküle wieder auf und nutzt die freiwerdende Energie, um lebensnotwendige Stoffwechselprozesse durchzuführen. Täglich werden ca. 70 kg ATP synthetisiert und wieder abgebaut!

Der Stoffwechsel findet innerhalb der Körperzellen statt. Je nach Größe und Aufbau der Moleküle können sie in die Zellen diffundieren oder müssen unter Energieverbrauch eingeschleust werden. Eine weitere Voraussetzung für den Einstrom der Glucose-Moleküle ist die Anwesenheit des Hormons **Insulin**.

Innerhalb der Zellen wird der Traubenzucker zuerst aktiviert, indem eine Phosphat-Gruppe an das Molekül angelagert wird. Auch dieser Schritt ist insulinabhängig. Im Gegensatz hierzu kann die Fructose insulinunabhängig verstoffwechselt werden.

Glucose kann in allen Körperzellen abgebaut werden. Einige Zellen sind allerdings auf die Glucose als alleinigen Energielieferanten angewiesen (Erythrocyten, Lymphocyten und die Nervenzellen). Somit muß der Organismus dafür Sorge tragen, daß zu jeder Tageszeit ein konstanter Blutzuckerspiegel aufrechterhalten wird. Diese Funktion übernimmt die Leber. Sie reguliert den Glucosespiegel unabhängig von der Nahrungsaufnahme auf Werte zwischen 3,4 und 5,5 mmol/l (0,6–1 g pro Liter).

Hierzu kann sie folgende Stoffwechselwege einschlagen:

- Abbau der Glucosespeicher (Spaltung der Glycogen-Moleküle),
- Umbau anderer Zucker zu Glucose,
- Neusynthese der Glucose aus Eiweißmolekülen (Gluconeogenese, s. Abschn. 8.3.3, S. 88).

8.3.1 Glykolyse

Die Glykolyse ist der erste Schritt des Glucoseabbaus. Es ist ein allen menschlichen und tierischen Zellen gemeinsamer Stoffwechselweg.

Nach der insulinabhängigen Einschleusung und Aktivierung der Glucose in die Zellen wird das Kohlenstoffgerüst in mehreren Einzelschritten zu zwei Triosephosphat-Molekülen gespalten. Ergebnis weiterer enzymatischer Reaktionen ist das Salz der Brenztraubensäure (**Pyruvat**) sowie zwei Moleküle ATP (s. Abb. 40).

Unabhängig von der Sauerstoffzufuhr (anaerober Stoffwechsel) kann jede Zelle mittels der Glykolyse die zum Leben notwendige Energie in Form der ATP-Moleküle bereitstellen.

Pyruvat wird unter anaeroben Bedingungen zu Lactat, dem Salz der Milchsäure reduziert. Bei einer ausreichenden Sauerstoffversorgung wird das Pyruvat in einer mehrstufigen Reaktion zu „aktivierter Essigsäure" oxidiert. Die „aktivierte Essigsäure", auch Acetyl-CoA* genannt, entsteht auch beim Abbau von Fetten und Eiweißmolekülen. Ab hier münden die Abbauwege des Lipid-, Protein- und Kohlenhydratstoffwechsels in einer gemeinsamen Endstrecke: Acetyl-CoA wird in den Mitochondrien zu CO_2 und Wasserstoff aufgespalten. Dieser Schritt wird nach seinem Entdecker Krebscyclus oder auch Citronensäurecyclus genannt (s. Abb. **40**).

Einen weitaus größeren Energiegewinn kann die Zelle in Anwesenheit von Sauerstoff erwirtschaften. Hier werden die beim weiteren Abbau freiwerdenden Wasserstoff-Atome zu Wasser oxidiert. Der Vorgang spielt sich in den Mitochondrien ab und wird **biologische Oxidation** genannt.

8.3.2 Biologische Oxidation

Der Begriff „Oxidation" ist in Abschn. 5.2.5 (S. 40 f) auf dreierlei Weise definiert worden:

- Wasserstoffabgabe,
- Elektronenabgabe (oder Erhöhung der Wertigkeitsstufe),
- Reaktion mit Sauerstoff.

Bei der Oxidation des Wasserstoffs in der Knallgasreaktion wird die Energie explosionsartig freigesetzt. Innerhalb der Zellen läuft prinzipiell die gleiche Reaktion ab. Hier wird aber durch das Zusammenspiel mehrerer Enzyme der Wasserstoff schrittweise oxidiert. Entsprechend wird die Energie portionsweise abgegeben und führt nicht zum Zelltod.

Die oben angeführten Definitionen der Oxidation können in den einzelnen oxidativen Schritten nachvollzogen werden. Zuerst wird der Wasserstoff auf verschiedene Hilfsenzyme (Coenzyme) übertragen. Dann gibt er seine Elektronen ab, die wiederum auf mehrere Enzyme und schließlich auf den herantransportierten Sauerstoff weiterübertragen werden. In einem letzten Schritt reagieren die so aufbereiteten Sauerstoff- und Wasserstoff-Ionen miteinander zu Wasser.

Die Energiebilanz zeigt den deutlichen Energiegewinn, der in den Mitochondrien unter Anwesenheit von Sauerstoff zu erzielen ist. Die anaerobe Glykolyse stellt beim Umsatz von 1 mol Glucose lediglich 2 mol ATP zur Verfügung. Aus der vollständigen Oxidation resultieren dagegen 38 mol ATP oder 1140 kJ wiederverwendbare Energie.

* CoA = Coenzym A

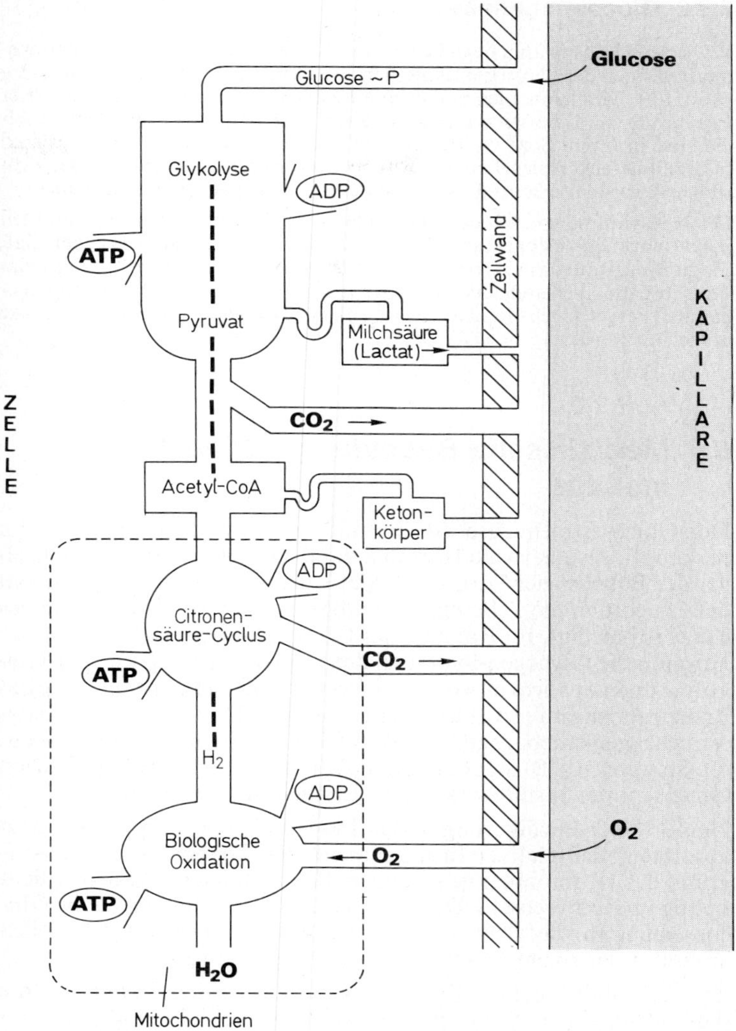

Abb. 40 Glucoseabbau. In mehreren Einzelschritten wird die Glucose innerhalb der Zelle zu Wasser und Kohlendioxid abgebaut. Ein Teil der dabei freiwerdenden Energie wird in Form von ATP-Molekülen gespeichert. Nur bei Stoffwechselstörungen stauen sich einzelne Zwischenprodukte, so daß Umgehungskreisläufe eingeschlagen werden, z. B. Acetyl-CoA → Ketonkörper oder Pyruvat → Lactat.

8.3.3 Gluconeogenese

Wie oben schon erwähnt liegt die Glucose-Konzentration durch Regulationsmechanismen der Leber kontinuierlich zwischen 3,4 und 5,5 mmol/l (0,6–1 g pro Liter). Dies kann auch in längeren Fastenperioden und bei glucosefreier Ernährung gewährleistet werden. Vor allem die Erythrocyten und Nervenzellen sind in ihrem Stoffwechsel auf die Glucose angewiesen. Entsprechend führen Blutzuckerspiegel unter 3,4 mmol/l zu Ausfallerscheinungen des Zentralnervensystems. Besonders gefürchtet ist das **hypoglykämische Koma**.

Die Neusynthese von Glucose aus anderen Stoffwechselzwischenprodukten nennt man Gluconeogenese. Hieran sind allerdings nur Substrate beteiligt, die zu Brenztraubensäure bzw. Pyruvat umgebaut werden können. Die beim Fettsäureabbau entstehende aktivierte Essigsäure (Acetyl-CoA) kann dagegen aus energetischen Gesichtspunkten nicht zu Pyruvat und dann zu Glucose aufgebaut werden.

8.4 Medizinische Bedeutung – Diabetes mellitus

Der Glucosestoffwechsel ist eng mit der Anwesenheit von Insulin verknüpft. Insulin ist ein Hormon, das in den endokrinen Drüsenzellen der Bauchspeicheldrüse gebildet wird. Es fördert den Einstrom der Glucose in die Zelle und ist maßgeblich an der Aktivierung des Zuckers beteiligt. Im Rahmen des Glucosestoffwechsels fördert das Hormon die Glycogen-Synthese, den Abbau der Glucose über Glykolyse und vor allem die oxidative Verwertung und Umwandlung der Brenztraubensäure zu aktivierter Essigsäure. Darüber hinaus besitzt es auch einen erheblichen Einfluß auf den Eiweiß- und Fettstoffwechsel. So werden z. B. mehr als 70 % der mit der Nahrung zugeführten Glucose unter Insulinwirkung zu Lipiden umgewandelt.

2 bis 3 % der Bevölkerung in den Industrieländern leiden an einem absoluten oder relativen Insulinmangel, dem Diabetes mellitus. Aufgrund des Hormonmangels können die Patienten die Glucose nicht richtig verstoffwechseln. Der Blutzuckerspiegel steigt an, da die Glucose nicht in die Zellen einströmen kann. Innerhalb der Zellen kommt es zu einem Glucose- sowie Energiemangel.

Im Extremfall führt die Erkrankung zu komatösen Zuständen, die sich auf folgende „Stoffwechselirrwege" zurückführen lassen.

- **Hyperosmolares Koma:** Die maximale Blutzuckerkonzentration führt zum Anstieg der Serumosmolarität und zu einem Wasserentzug aus dem interstitiellen und intrazellulären Raum.
- **Lactatacidose:** Pyruvat wird infolge des Insulinmangels nur noch zu Lactat abgebaut, was zu einem Anstieg der Milchsäure-Kon-

zentration und einer Übersäuerung (Acidose) des Organismus führt.
- **Ketoacidose:** Die aus dem gesteigerten Fettsäureabbau entstehende aktivierte Essigsäure (Acetyl-CoA) kann nicht schnell genug im Citronensäurecyclus verarbeitet werden. Daraufhin wird Acetyl-CoA vermehrt zu Keton-Körpern abgebaut, die in höherer Konzentration ebenso zu einer Acidose führen.

Näheres siehe Lehrbücher der Inneren Medizin.

8.5 Zusammenfassung

Kohlenhydrate (Zucker) erkennt man an der Endung -ose. Entsprechend der C-Atome im Molekül unterscheidet man Pentosen (5 C-Atome) und Hexosen (6 C-Atome). Die drei wichtigsten Vertreter der Hexosen sind die

- Glucose (Traubenzucker),
- Fructose (Fruchtzucker) und
- Galactose.

Einzelne Zuckermoleküle (Monosaccharide) können unter Abspaltung eines Moleküls Wasser miteinander eine Verbindung eingehen. Dabei entstehen die Disaccharide. Die wichtigsten Disaccharide sind

- die Maltose (Malzzucker),
- Lactose (Milchzucker) und
- Saccharose (Rohrzucker).

Polysaccharide setzen sich aus Hunderten von Monosacchariden zusammen. Die wichtigsten Vertreter sind

- die Cellulose,
- die Stärke und
- das Glykogen.

Die Cellulose ist der Hauptbestandteil der pflanzlichen Zellwände. Die Stärke ist das Reservekohlenhydrat der Pflanzen, während das Glykogen das Reservekohlenhydrat der Tiere und Menschen darstellt.

Die mit der Nahrung zugeführten Kohlenhydrate werden durch Verdauungsenzyme, die Amylasen, zu Disacchariden gespalten. Diese wiederum werden an der Oberfläche der Dünndarmschleimhaut zu Einfachzuckern weitergespalten. Erst diese können vom Organismus aufgenommen werden. Die Kohlenhydrate gelangen nach der Aufnahme über den Blutweg in die Leber. Dort werden sie entweder in Form von Glykogen-Molekülen gespeichert, verbrannt oder zu Fett umgebaut.

Kohlenhydrate gehören gemeinsam mit den Fetten zu den Brennstoffen. Durch die chemische Aufspaltung dieser Substanzen deckt der Organismus seinen Energiebedarf. Dieser Stoffwechsel findet innerhalb der Körperzellen statt. Einige Zellen (Erythrocyten und Nervenzellen) sind allerdings auf die Glucose als alleinigen Energielieferanten angewiesen. Somit muß der Organismus dafür Sorge tragen, daß zu jeder Tageszeit ein konstanter Blutzuckerspiegel aufrechterhalten wird. Diese Funktion übernimmt die Leber.

Die Glykolyse ist der erste Schritt des Glucose-Abbaus. Die dabei freiwerdende Energie wird in Form einer energiereichen chemischen Bindung gespeichert. Unter anaeroben Bedingungen wird das Endprodukt der Glykolyse zum Salz der Milchsäure (Lactat) weiter verstoffwechselt.

Einen weitaus größeren Energiegewinn kann die Zelle in Anwesenheit von Sauerstoff erwirtschaften. In einer mehrstufigen Reaktion werden die beim weiteren Abbau freiwerdenden H-Atome zu Wasser oxidiert. Der Vorgang spielt sich in den Mitochondrien ab und wird biologische Oxidation genannt.

Der Glucose-Stoffwechsel ist eng mit der Anwesenheit von Insulin verknüpft. Insulin ist ein Hormon, das in den endokrinen Drüsenzellen der Bauchspeicheldrüse gebildet wird. Ein absoluter oder relativer Insulinmangel führt zu einem krankhaften Anstieg des Blutzuckerspiegels. 2–3% der Bevölkerung in den Industrieländern leiden an dieser Erkrankung, dem Diabetes mellitus. Im Extremfall führt die Erkrankung zu komatösen Zuständen (hyperosmolares Koma, Lactatacidose, Ketoacidose).

9 Proteine

9.1 Aminosäuren

Die Bausteine der menschlichen und tierischen Eiweißmoleküle sind ca. 20 verschiedene Aminosäuren. Acht davon bezeichnet man als essentiell, d.h. sie können vom Organismus nicht synthetisiert werden. Sie müssen deswegen täglich mit der Nahrung aufgenommen werden. Eine Mangel- oder Fehlernährung führt zu Bindegewebsstörungen, Hauterkrankungen, Gewichtsabnahme und Entwicklungsstörungen. Für den Säugling, dessen Stoffwechselleistungen noch nicht voll entwickelt sind, gelten zwei weitere Aminosäuren als essentiell.

Alle **Aminosäuren** besitzen eine organische **Säure**-Gruppe, die Carboxy-Gruppe, und eine **Amino**-Gruppe. Wie oben schon erläutert, betrachtet der Chemiker die Moleküle vom höchstoxidierten Kohlenstoff-Atom aus und benennt die folgenden Kohlenstoff-Atome mit griechischen Buchstaben. Das der Säuregruppe benachbarte Kohlenstoff-Atom, das α-Kohlenstoff-Atom, bindet die Amino-Gruppe. Deswegen spricht man von α-Aminosäuren. Insgesamt bindet dieses α-Kohlenstoff-Atom vier verschiedene Partner: die Carboxy-Gruppe, die Amino-Gruppe, ein Wasserstoff-Atom und einen für die zwanzig Aminosäuren charakteristischen Rest R. Somit ist dieses Kohlenstoff-Atom *asymmetrisch*, d.h. bedingt durch die vier Bindungspartner, die in vier verschiedene Richtungen des Raumes ragen, sind zwei spiegelbildliche Molekülanordnungen möglich.

Am anschaulichsten vergleicht man die zwei räumlich verschiedenen Konfigurationen mit einem rechten und linken Handschuh. Beide sind zwar prinzipiell gleich aufgebaut, doch kann durch die räumliche Anordnung der jeweilige Teil nur von der entsprechenden Hand benutzt werden. Die Variationsmöglichkeiten an einem asymmetrischen Kohlenstoff-Atom führen zu räumlich verschieden ausgerichteten Molekülen, den **Enantiomeren** (Abb. **41**).

Abhängig von der Stellung der Amino-Gruppe zur Säure-Gruppe unterscheidet man eine L- und eine D-Form der Aminosäuren. Die im menschlichen Organismus eingebauten Aminosäuren sind ausschließlich L-Aminosäuren. Dagegen findet man in Bakterienwänden und in Stoffwechselprodukten von Mikroorganismen auch Aminosäuren der D-Reihe. Einige **Antibiotika** sind Eiweißmoleküle, die aus

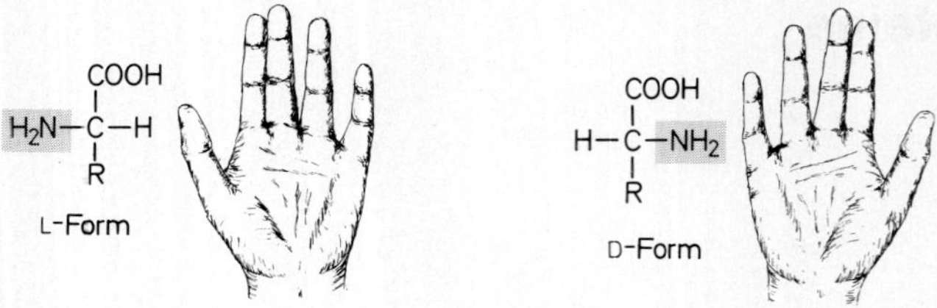

Abb. 41 **Enantiomerie.** L- und D-Form einer Aminosäure

Aminosäuren der D-Reihe zusammengesetzt sind. Sie werden deshalb nur in den Bakterienzellen verstoffwechselt und entfalten dort ihre zerstörende Wirkung.

9.1.1 Chemie und Eigenschaften der Aminosäuren

Entsprechend den unterschiedlichen Resten R kann man die Aminosäuren weiter unterteilen:

Aliphatische L-Aminosäuren

a) neutrale
gerade
Alanin (Ala)

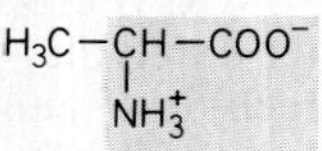

Serin (Ser)

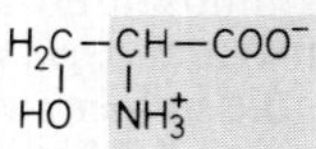

verzweigte Valin (Val)

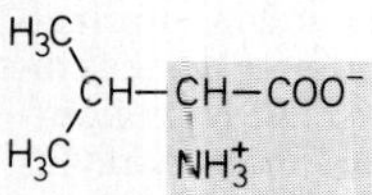

Leucin (Leu)

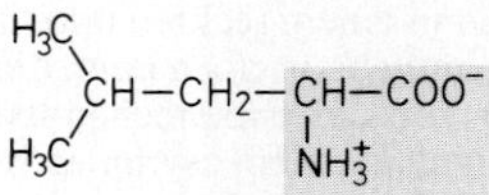

b) saure
Glutaminsäure (Glu)

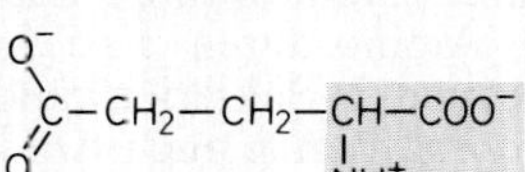

Asparaginsäure (Asp)

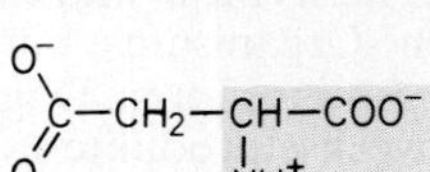

c) basische

Arginin (Arg)

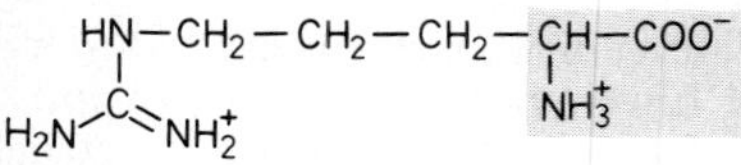

Lysin (Lys)

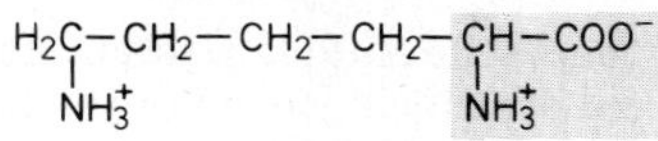

Hydroxylysin (Hyl)

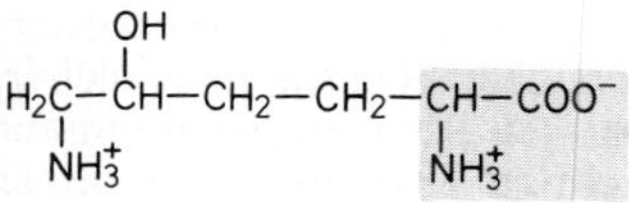

d) schwefelhaltige

Cystein (Cys)

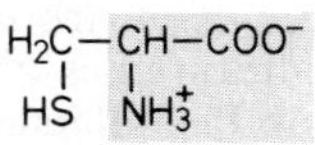

Methionin (Met)

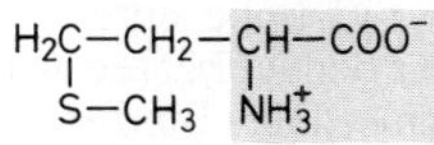

Aromatische L-Aminosäuren

Tyrosin (Tyr)

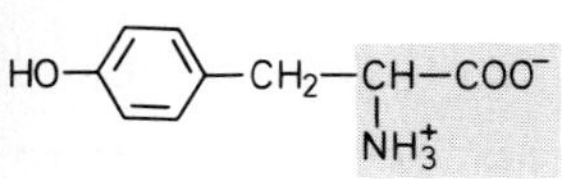

Phenylalanin (Phe)

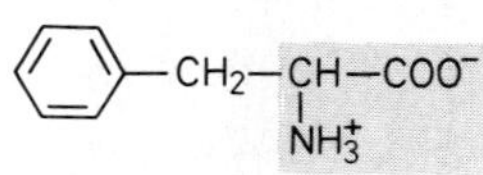

Heterocyclische L-Aminosäuren

Tryptophan (Trp)

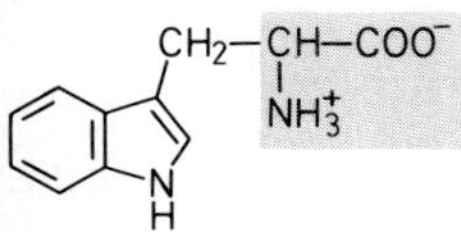

Histidin (His)

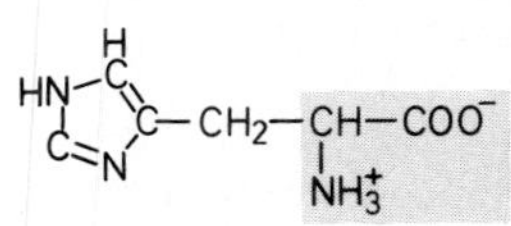

Prolin (Pro)

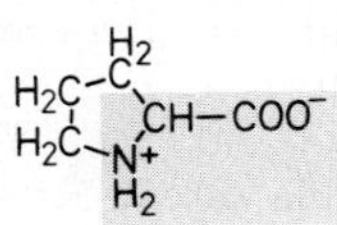

In wäßrigen Lösungen dissoziieren die Carboxy-Gruppen Wasserstoff-Ionen ab, während die Amino-Gruppen H^+-Ionen am Stickstoff anlagern können. Je nach den äußeren Bedingungen übernehmen die Aminosäuren somit auch Pufferfunktion.

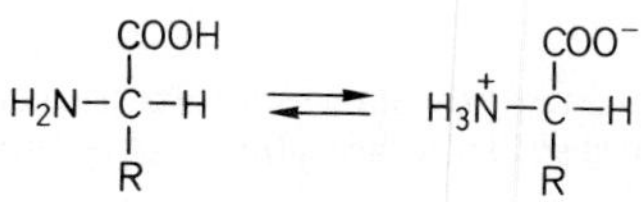

9.1.2 Aminosäurenstoffwechsel

Aminosäuren werden überwiegend zur Proteinsynthese benötigt.

Jede Zelle enthält in ihrem Zellkern einen **„Geheimcode"**, durch den sie prinzipiell jedes notwendige Eiweißmolekül aufbauen kann. Im Laufe der Entwicklung haben sich die Zellen im Sinne einer Arbeitsteilung spezialisiert und produzieren nach einem genau festgelegten Plan sowohl die zellulär benötigten als auch die für den Gesamtorganismus notwendigen Proteine. Der Code ist als Information oder als Arbeitsanleitung für die Zelle zu verstehen. Dadurch ist sichergestellt, daß die Aminosäuren in der exakten Reihenfolge miteinander verknüpft werden und somit das richtige Eiweißmolekül entsteht. Die Proteinsynthese findet außerhalb des Zellkerns an den Ribosomen statt. Hier werden mittels Transportmolekülen (tRNA) die Aminosäuren in der festgelegten Reihenfolge aneinander gelagert.

Die Amino-Gruppe einer Aminosäure reagiert mit der Carboxy-Gruppe der benachbarten Aminosäure unter Abspaltung eines Wasser-Moleküls. Den Bindungstyp bezeichnet man als **Peptidbindung** und das Produkt als **Dipeptid** (Abb. **42**). Nacheinander werden in gleicher Weise (Polykondensationsreaktion) alle anderen Aminosäuren gebunden, bis das fertige Polypeptid, das Protein, entstanden ist.

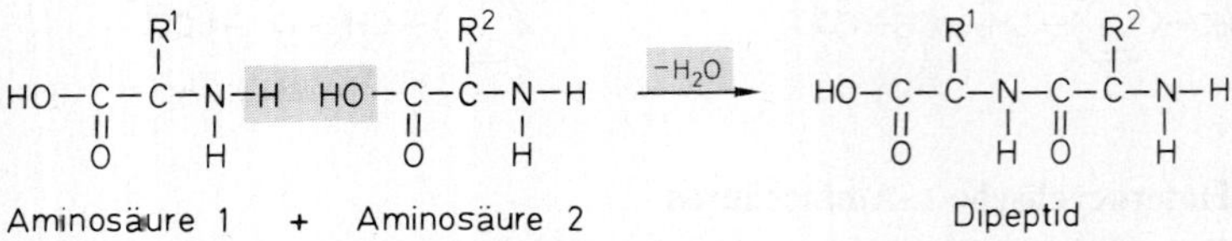

Abb. 42 Peptidbindung. Aminosäure 1 und Aminosäure 2 lagern sich unter Wasserabspaltung zu einem Dipeptid zusammen

Ein weiterer Teil der Aminosäuren wird zur Synthese anderer stickstoffhaltiger Moleküle verwendet. Hierzu zählen z. B.:

- Purin- und Pyrimidinbasen, Bausteine des genetischen Codes (DNA);
- Porphyrinringe, Bestandteile der Sauerstoffüberträger Hämoglobin und Myoglobin sowie der Elektronenüberträger, der Cytochrom-Molekülen;
- Kreatin, Molekül in den Muskelzellen, das Energie in Form chemischer Bindungsenergie konservieren kann;
- Aminozucker, zusammengesetzte Moleküle und Bestandteil von Strukturmolekülen des Bindegewebes.

Durch die Abspaltung einer CO_2-Gruppe aus einem Aminosäure-Molekül, der Chemiker spricht von der Decarboxylierung, entstehen die hochaktiven **biogenen Amine**:

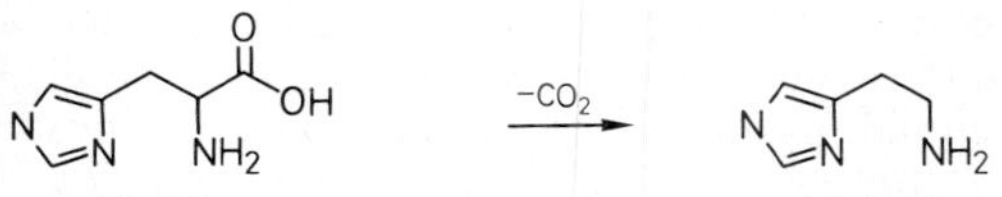

Histidin Histamin

Tryptophan → Serotonin
Histidin → Histamin
Tyrosin → **D**ihydr**o**xy**p**henyl**a**lanin (**DOPA**) → Dopamin

Serotonin und Histamin sind Gewebshormone, Dopamin ein Überträgerstoff im Zentralnervensystem sowie Vorstufe äußerst kreislaufwirksamer Hormone, der Katecholaminen Adrenalin und Noradrenalin.

Darüber hinaus sind die Aminosäuren Ausgangssubstanz von vielen anderen biologisch wichtigen Verbindungen, wie z. B. den Schilddrüsenhormonen Triiodthyronin und Tetraiodthyronin (T_3 und T_4), dem Hautpigment Melanin usw.

9.1.3 Aminosäurenabbau

Beim Abbau der Aminosäuren arbeitet der Organismus beachtenswert ökonomisch. Die (wertvollen) Amino-Gruppen werden vom Molekül abgespalten, auf andere Aminosäuren übertragen, z. B. auf die Glutaminsäure, und dort gespeichert. Von hier aus können die Amino-Gruppen weiter übertragen und zum Aufbau der oben aufgeführten Substanzen verwendet werden. Die Enzyme (Katalysatoren), die die Amino-Gruppenübertragung beschleunigen, nennt man entsprechend Transaminasen (Die Endung -ase kennzeichnet die Enzyme (s. Abschn. 6.4, S. 63).

Übersteigt das Angebot an Aminosäuren den Bedarf des Organismus, so werden die Amino-Gruppen in der Leber zu Harnstoff umgebaut und dieser über die Nieren ausgeschieden.

Beim Ausfall der normalen Leberfunktion ist die Harnstoff-Synthese stark beeinträchtigt. Aus den Amino-Gruppen entsteht durch die Anlagerung eines Wasserstoff-Atoms Ammoniak (NH_3), das vermehrt aus den Zellen ins Blut übertritt und dort nachgewiesen werden kann (Norm: bis 55 µmol/l). Eine Konzentrationserhöhung führt aber vor allem zu zentralnervösen Störungen wie Unruhe, Zittern, verwaschene Sprache bis hin zu Somnolenz, Koma (**Leberausfallkoma**) oder sogar zum Tod. Therapeutisch muß man bei schweren Leberparenchymschäden die Eiweißbelastung des Organismus stark einschränken. Hierbei muß man auch die Eiweißsynthese durch die physiologischen Darmbakterien unterbinden: z. B. Darmsterilisation mittels nicht absorbierbarer Antibiotika (Humatin) sowie abführende Maßnahmen (Bifiteral) und hohe Einläufe.

Nach der Transaminierung der Amino-Gruppe resultiert eine α-Ketosäure (am α-Kohlenstoff-Atom ist statt der Amino-Gruppe eine

Keto-Gruppe gebunden). Nun kann, je nach der Länge des Restes R, die α-Ketosäure zu Pyruvat umgewandelt und zu Glucose aufgebaut werden: Glucoseneubildung aus glucose-aufbauenden Aminosäuren = Gluconeogenese mittels glucoplastischer Aminosäuren (s. a. Abschn. 8.3.3, S. 88).

Die anderen Aminosäuren können über Acetyl-CoA oder andere Zwischenprodukte im Citronensäurecyclus weiter verstoffwechselt werden.

9.2 Proteine

9.2.1 Struktur und Eigenschaften der Proteine

Die Proteine sind Makromoleküle. Entsprechend der Zahl der beteiligten Aminosäuren besitzen sie eine relative Molekülmasse zwischen 1000 und 10 Mio. Nach der räumlichen Anordnung kann man den Aufbau der Eiweißmoleküle in vier Strukturformen unterteilen:

1. **Primärstruktur.** Hierunter versteht man die Reihenfolge der einzelnen Aminosäuren innerhalb der Polypeptidkette (Abb. **43**).

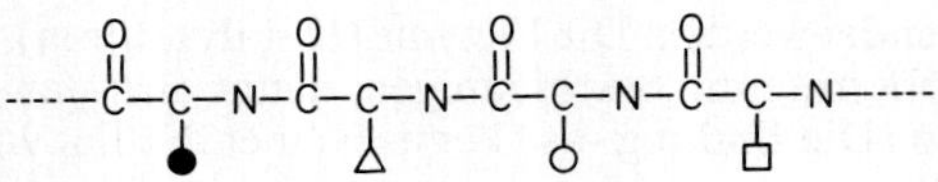

Abb. 43 Primärstruktur

2. **Sekundärstruktur**. Das Molekül erlangt entsprechend den Bindungswinkeln zwischen den Kohlenstoff- und Stickstoff-Atomen der Peptidbindung eine charakteristische Lage im Raum. So kann man eine schraubenförmige (Helix) oder eine Faltblattstruktur unterscheiden (Abb. **44**).
3. **Tertiärstruktur**. Die verschiedenen Reste R der Aminosäuren ragen in den freien Raum, können untereinander wiederum Bindungen ausbilden und prägen so das „Aussehen“ des Moleküls (Abb. **45**).
4. **Quartärstruktur.** Einzelne Aminosäure-Ketten lagern sich aneinander und bilden somit noch größere Eiweißmoleküle (Abb. **46**).

Das Hämoglobin-Molekül (Hb) – wichtigster Bestandteil der Erythrocyten – ist aus einem eisenhaltigen Farbstoffring, dem Häm, und einem Eiweißanteil zusammengesetzt. Der Proteinanteil entsteht durch die Zusammenlagerung von vier Aminosäure-Ketten. Entsprechend der Sauerstoffversorgung sind beim Föten im 3. Monat noch zwei α-Ketten mit zwei γ-Ketten verbunden

(Hämoglobinkonstellation des Föten = HbF). Im Laufe der Entwicklung stellt sich der Organismus um, so daß bei der Geburt 40 % der Globin-Moleküle den Charakter des Erwachsenentyps (HbA^)* besitzen, bestehend aus zwei α- und zwei β-Ketten.

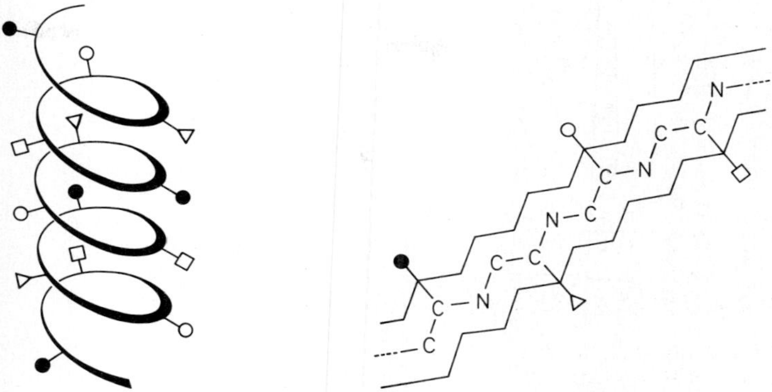

Abb. 44 Sekundärstruktur, Schraubenform oder Faltblattstruktur

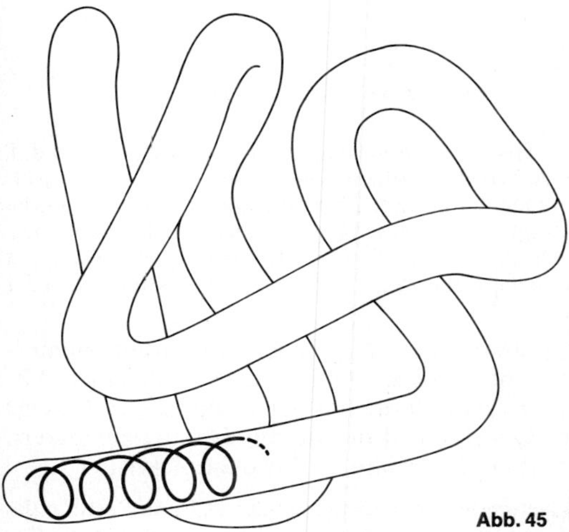

Abb. 45 Tertiärstruktur

---

* A^: Adult, engl. Erwachsener.

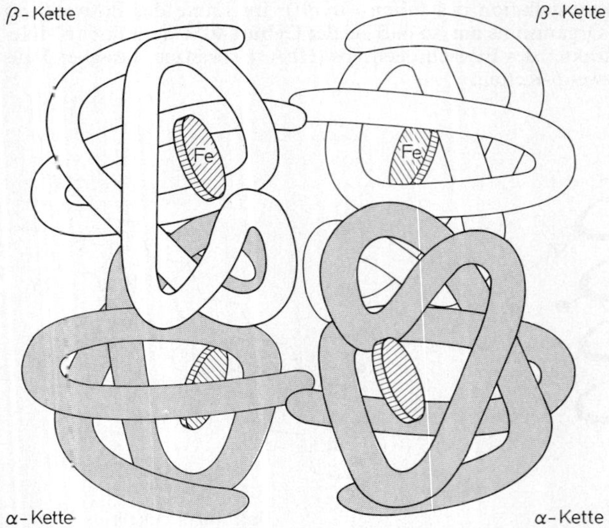

Abb. 46 Quartärstruktur. Vier Aminosäure-Ketten lagern sich zu einem Molekül Hämoglobin zusammen

Fötus im 3. Monat:	HbF $= \alpha_2\gamma_2$
Neugeborener:	HbF (60%) und HbA (40%)
Erwachsener Mensch:	HbA $= \alpha_2\beta_2$

Die Synthese einer dieser Ketten kann allerdings auch gestört sein, so daß Menschen z.B. keine HbA-Moleküle bilden können: Bei der in Mittelmeerländern häufiger vorkommenden β-Ketten-**Thalassämie** ist die Bildung der β-Ketten stark beeinträchtigt. Die Patienten besitzen fast ausschließlich fötales Hämoglobin (HbF). Dadurch ist der Sauerstofftransport nicht gleich gut bewerkstelligt, was zu den entsprechenden Symptomen führt (s. Lehrbuch der Inneren Medizin).

Eine Änderung der Primärstruktur – falsche Aminosäurenreihenfolge durch Einbau einer nicht codierten Aminosäure, Codefehler, Ablesefehler o.ä. – kann zu Veränderungen der räumlichen Struktur (Sekundär, Tertiär- und Quartärstruktur) führen. Damit aber ändern sich auch die Eigenschaften des gesamten Eiweißmoleküls.

Bei Negern kann man β-Ketten finden, in denen an der sechsten Position die Aminosäure Glutaminsäure durch Valin ersetzt ist. Hierdurch wird die Gesamtkonstellation des Hb-Moleküls so verändert, daß die Löslichkeit deutlich abnimmt. Das schlecht lösliche Hb-Molekül bedingt eine Sichelform und eine verminderte Verformbarkeit der Erythrocyten (s. Abb. 47). Diese Sichelzellen geben der Krankheit ihren Namen: **Sichelzellanämie**. Sie verursachen Gefäßverschlüsse in den verschiedensten Organen, infolge derer jährlich 80000 Kinder sterben. Die Symptome sind unterschiedlich stark ausgeprägt, je nachdem wie viele Erythrocyten von der Synthesestörung betroffen sind.

Andererseits sind die Sichelzellen erheblich widerstandsfähiger (resistenter) gegen eine der gefährlichsten Infektionskrankheiten Afrikas, der Malaria. Man darf behaupten, daß hauptsächlich wegen dieser positiven Komponente dieser „Stoffwechselirrweg“ überlebt hat und von Generation zu Generation in unterschiedlichem Ausmaß in Form der genetischen Information weitervererbt wird.

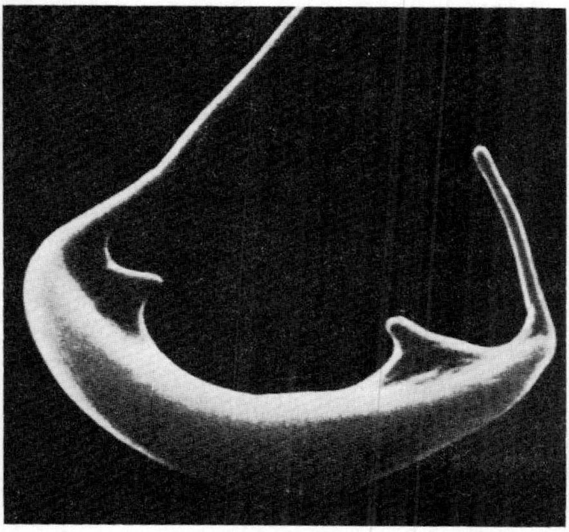

Abb. 47 Sichelzellen. Rasterelektronenmikroskopische Aufnahme einer Sichelzelle (aus [10])

9.2.2 Klassifizierung der Proteine

Berücksichtigt man die Molekülform, so kann man die Proteine in fadenförmige oder fibrilläre und kugelförmige oder globuläre Eiweiße einteilen. Die Klassifizierung beruht hauptsächlich auf der unterschiedlichen Tertiärstruktur der Polipeptidketten.

Die Eiweißmoleküle der **Globuline** sind stärker gefaltet, da die Aminosäuren zusätzliche Querverbindungen ausbilden. Prinzipiell reagieren chemisch ähnliche Aminosäuren-Reste miteinander; wasserlösliche lagern sich an wasserlösliche, schwefelhaltige verbinden sich mit schwefelhaltigen, apolare mit apolaren usw. Diese räumliche Anordnung der Eiweißmoleküle ist allerdings nicht vollkommen starr. Je nach den äußeren Bedingungen sind intermolekulare Verschiebungen möglich. Änderungen im Lösungsmedium führen zu Strukturveränderungen, so daß die adäquaten Gruppen aus dem Molekül herausragen und eine Verbindung zum Lösungsmittel ermöglichen.

Die chemischen Eigenschaften ändern sich zum Teil erheblich. Diese als **Denaturierung** bezeichneten Vorgänge können auch durch pH-Verschiebungen, Hitzeeinwirkung oder durch energiereiche Strahlung ausgelöst werden.

Zu den gut **wasserlöslichen Globulinen** zählen:

- **Serumproteine:** Albumine, sowie α-, β- und γ-Globuline
- **Enzyme:** biologische Katalysatoren
- **Myoglobin:** Sauerstoffträger der Muskelzellen
- **verschiedene Hormone,** z. B. Schilddrüsenhormone T_3 und T_4; Nebenschilddrüsenhormon, Parathormon; Hypophysenvorderlappenhormone, ACTH und MSH; Pankreashormone, Insulin und Glucagon u. a.

Einige Vertreter der **in Wasser schwerlöslichen, fibrillären Proteine** sind:

- **Kollagen** und Elastin: von den Bindegewebszellen synthetisiertes Eiweiß, das die charakteristische Eigenschaft des Gewebes prägt,
- **Keratin:** Bestandteil der Haare und Nägel,
- **Myosin:** Muskeleiweiß, das zusammen mit einem globulären Eiweiß, dem Aktin, die Muskelkontraktion ermöglicht (Abb. **48** und Abb. **49**),
- **Fibrinogen:** ein im Blut vorkommender Gerinnungsfaktor, der beim Gerinnungsvorgang durch eine Polymerisationsreaktion zu Fibrin (Abb. **50**) umgewandelt wird.

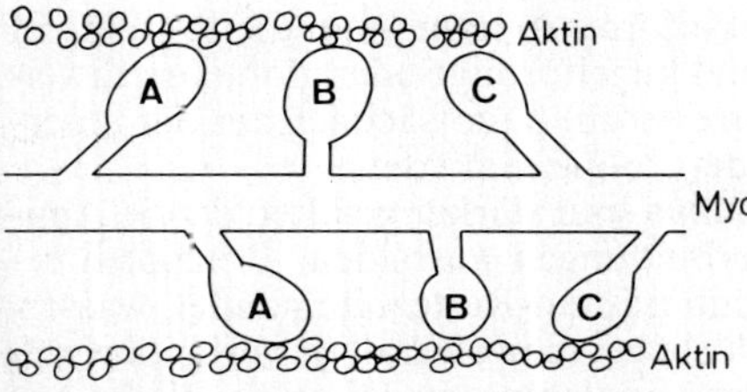

Abb. 48 Muskelkontraktion. Ein Seitenast des Myosin-Moleküls knüpft eine Verbindung mit dem „verklebten" Aktinstrang (Zustand A), ändert den Bindungswinkel (Zustand B) und schiebt somit die Moleküle aneinander vorbei (Zustand C). Anschließend löst sich diese Verbindung. Andere Seitenäste des Myosins sind zwischenzeitlich mit dem Aktin gleiche Verbindungen eingegangen. Erst eine Vielzahl solcher chemischer Reaktionen ermöglicht eine sichtbare Muskelbewegung

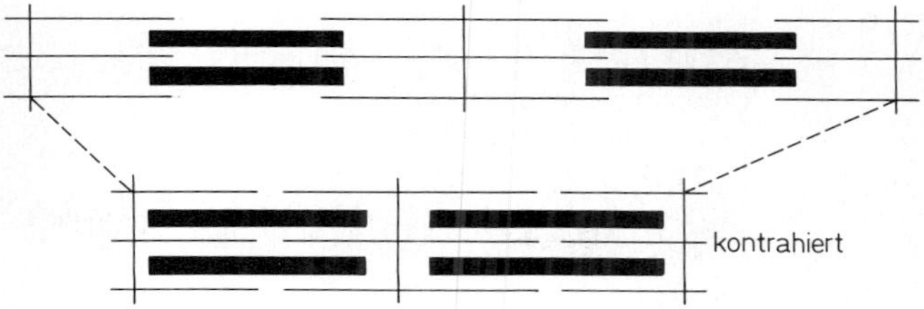

Abb. 49 Muskelkontraktion. Aktin – und Myosin – gleiten aneinander vorbei und führen so zu einer Verkürzung der Muskulatur

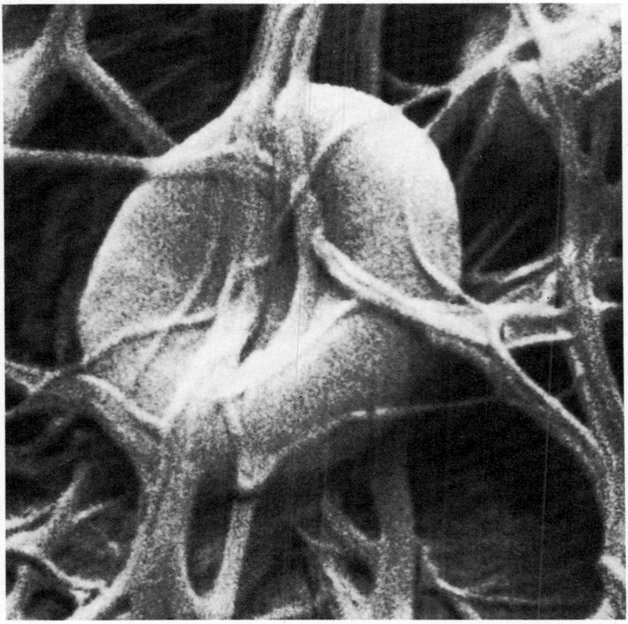

Abb. 50 Fibrin. Rasterelektronenmikroskopische Aufnahme eines in einem Fibrinnetz liegenden Erythrocyten (aus [11])

9.2.3 Trennmethoden

Eiweißgemische können entsprechend den unterschiedlichen physikalischen Eigenschaften in einzelne Fraktionen aufgetrennt werden:

Fraktionierung nach Molekülgröße: Ein Molekularsieb filtert die kleinen Proteinmoleküle, während größere an den einzelnen Auffang-

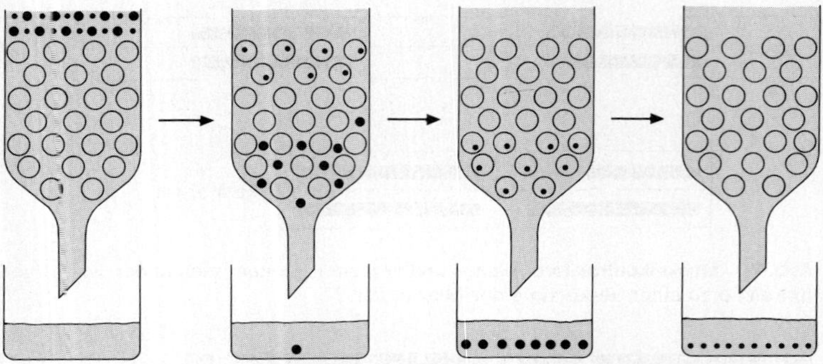

Abb. 51 Molekularsieb

stationen vorbeifließen (Abb. **51**). Nach dem gleichen Prinzip arbeiten auch die Münzsortiermaschinen von Geldinstituten.

Fraktionierung nach der relativen Molekülmasse: Zentrifugen schleudern schwerere Moleküle im Reagenzglas stärker nach unten (Abb. **52**).

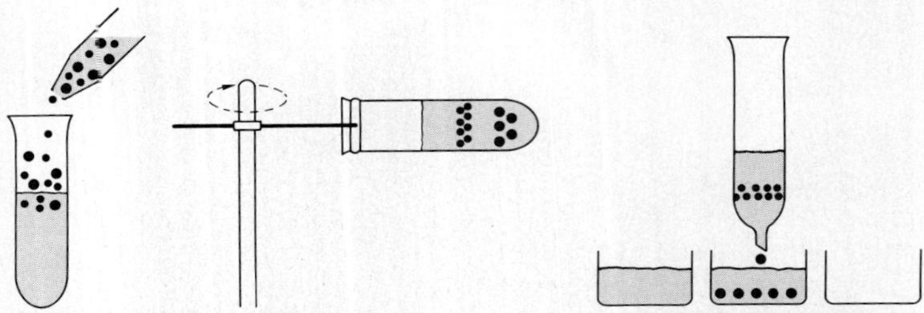

Abb. 52 Zentrifuge

Fraktionierung nach Löslichkeit: Je nach Art und Konzentration einer Lösung bleiben die Moleküle gelöst oder setzen sich als Bodensatz im Reagenzglas ab. Die Trennung durch eine Salzlösung bezeichnet man als „Aussalzen".

Fraktionierung im elektrischen Feld: Die in der Medizin am häufigsten angewandte Trennmethode ist die **Elektrophorese** (Abb. **53**). Hierbei wandern die Eiweißmoleküle entsprechend den vorhandenen elektrisch geladenen Gruppen (COO^-, NH_3^+) in einem elektrischen Feld unterschiedlich schnell zur Anode (Pluspol). Bei der Elektrophorese des Serumeiweißgemisches, das sich aus mehr als 100 Proteinen zusammensetzt, erhält man fünf Fraktionen: Albumine, α_1-, α_2-, β- und γ-Globuline (s. Tab. **4**).

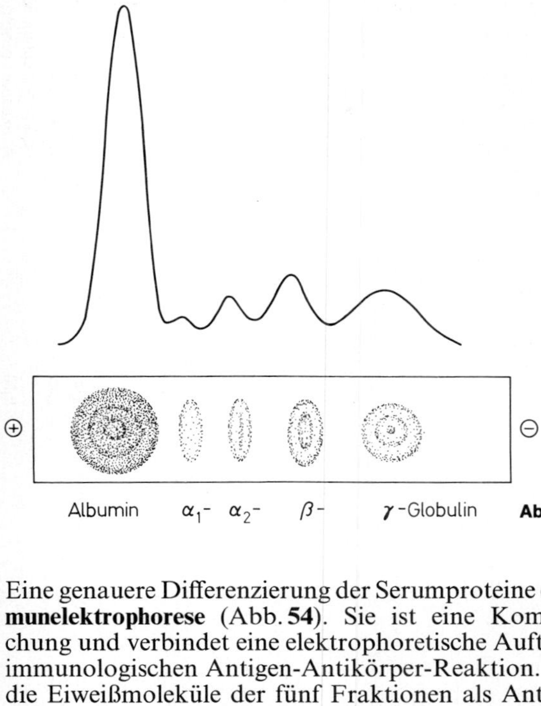

Abb. 53 Elektrophorese

Eine genauere Differenzierung der Serumproteine ermöglicht die **Immunelektrophorese** (Abb. **54**). Sie ist eine Kombinationsuntersuchung und verbindet eine elektrophoretische Auftrennung mit einer immunologischen Antigen-Antikörper-Reaktion. Hierbei reagieren die Eiweißmoleküle der fünf Fraktionen als Antigene mit den für sie spezifischen Antikörpern eines Kaninchenserums.

Die γ-Globulinfraktion ist zum Beispiel ein Gemisch verschiedener Proteine, die im elektrischen Feld aufgrund ähnlicher Ladungsverhältnisse gleich schnell wandern. Die Immunelektrophorese unterscheidet in der γ-Globulinfraktion die fünf Immunglobuline und weitere Eiweißmoleküle.

9.2.4 Medizinische Bedeutung – Immunglobuline

Immunglobuline sind körpereigene **Abwehrkörper**, auch **Antikörper** genannt. Sie werden beim Kontakt mit einer körperfremden Substanz von den Zellen des Immunsystems gebildet. Vor allem speziali-

Tabelle 4 Die Serumeiweiß-Fraktionen

Protein	rel. Molekülmasse	Konzentration (g/l)	Anteil (%)	Beispiel und Funktion	
Albumine	69000	35–55	55–70		kolloid-osmotischer Druck
			(60)		Transporteiweiße
α_1-Globuline	bis 200000	1,5–3,5	2– 5	α_1-Lipoprotein;	Transport von Lipiden und Hormonen
				α_1-Fetoprotein;	fötales Eiweiß, beim Erwachsenen normalerweise nicht nachweisbar, erhöht: Verdacht auf Leberzellcarcinom
			(4)	Prothrombin;	Gerinnungsfaktor
				Thyroxin bindendes Globulin	
α_2-Globuline	bis 900000	3,5–7	5–10	α_2-Coeruloplasmin;	Kupfertransport
				α_2-Haptoglobin;	Hämoglobintransport
			(8)	Antithrombin III;	Hemmung unkontrollierter Thrombinbildung im Gefäßsystem
				(Pseudo-) Cholinesterase;	in der Leber gebildete Enzyme, spalten Acetylcholin
β-Globuline	bis 3400000	7–10	10–15	β-Lipoprotein;	Transport von Lipiden
			(12)	Transferrin;	Bindung und Transport von Eisen
				Fibrinogen;	Gerinnungsfaktor
γ-Globuline	bis 900000	8,5–14	14–20	C-reaktives Protein,	erhöht bei Entzündungen
				Immunglobuline	
			(19)	IgA	Antikörper, besonders in Sekreten
				IgG	Antikörper, erhöht bei Leberleiden und chronischen Entzündungen
				IgM	Antikörper, erhöht in der Akutphase
				IgE	Antikörper, erhöht bei allergischen Reaktionen und Wurmerkrankungen

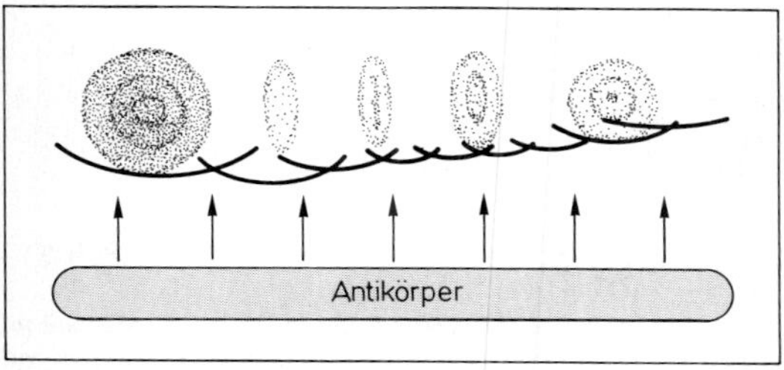

Abb. 54 Immunelektrophorese

sierte Lymphocyten sowie Plasmazellen produzieren diese lebensnotwendigen Eiweißmoleküle.

Sie wandern bei der Elektrophorese in der γ-Globulinfraktion und können durch die Immunelektrophorese in fünf weitere Fraktionen aufgetrennt werden. Jedes Immunglobulin ist nach einem einheitlichen Grundprinzip aufgebaut.

Jeweils zwei leichte und zwei schwere Polipeptidketten lagern sich zu einem Makromolekül zusammen (s. Abb. **55**). Die leichten, light oder L-Ketten, zeigen zwei Varianten, die Lambda- und die Kappaketten. Von den schweren, heavy oder H-Ketten, kennt man fünf verschiedene Formen: sie erklären die Einteilung der Immunglobuline in die fünf Hauptklassen IgA, IgG, IgD, IgE und IgM.

Durch eine enzymatische Spaltung eines Immunglobulins erhält man drei Fragmente: zwei **a**ntigen**b**indende (F**ab**-)Fragmente und ein **c**ellständiges (F**c**-)Fragment. Die Antikörper binden an den Fab-Fragmenten die Antigene und fixieren sie mittels der Fc-Fragmente an Makrophagen, den Freßzellen, die das körperfremde Eiweiß zerstören (s. Abb. **56**).

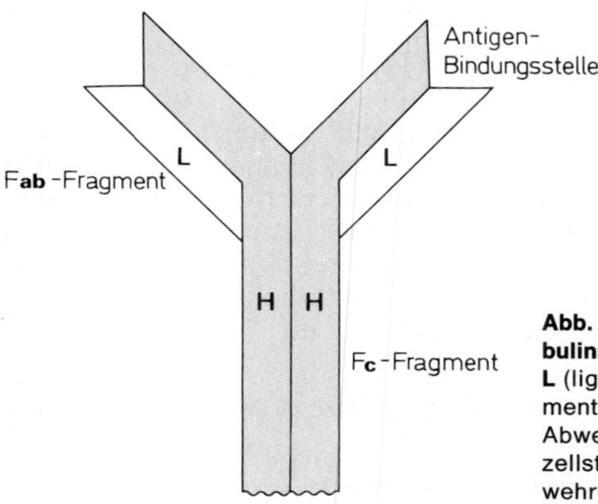

Abb. 55 Schema eines Immunglobulins. H heavy) = schwere Kette, **L** (light) = leichte Kette; F**ab**-Fragment = antigenbindendes Teil des Abwehrkörpers; F**c**-Fragment = zellständiges Fragment des Abwehrkörpers

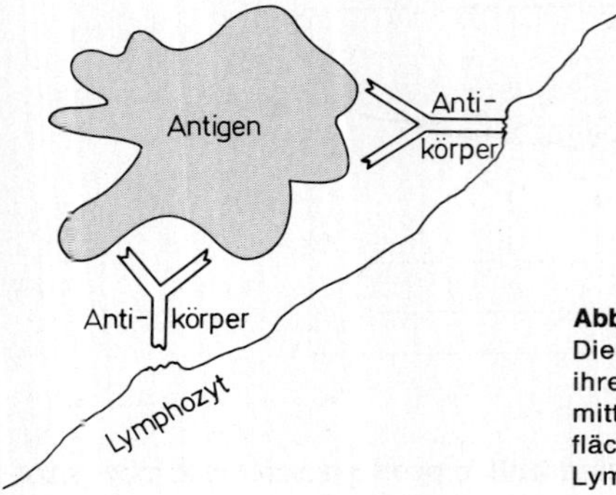

Abb. 56 Antigen-Antikörper-Reaktion. Die Antikörper binden das Antigen mit ihrem Fab-Fragment und fixieren es mittels der Fc-Stücke auf der Zelloberfläche der Abwehrzelle, z. B. eines Lymphocyten

Die Immunglobulin produzierenden Zellen können tumorös entarten. Sie bilden in großen Mengen einen unnötigen Abwehrkörper, der in der γ-Globulinfraktion vermehrt nachgewiesen werden kann. Beim **Plasmocytom** synthetisieren entartete Plasmazellen in 55% der Fälle vermehrt IgG, in 25% vermehrt IgA, seltener IgD oder IgE. Die durch entartete Lymphocyten hervorgerufene isolierte Erhöhung der IgM-Fraktion beobachtet man in 15% der Fälle und nennt man **Morbus Waldenström**.

Bei den oben beschriebenen Defekten des Immunsystems können auch fehlerhafte H- und L-Ketten aufgebaut werden. Diese können sich nicht aneinanderlagern und Verbindungen miteinander eingehen. In der Elektrophorese wandern sie neben den fünf üblichen Fraktionen in einer eigenen Gruppe. Sie werden aufgrund dieser auffälligen Eigenschaft als **Paraproteine*** bezeichnet. Beispiel: Beim **Bence-Jones-Plasmocytom** bilden die bösartig veränderten Plasmazellen ein niedermolekulares Eiweiß, das Bence-Jones-Protein. Aufgrund der verhältnismäßig niedrigen relativen Molekülmasse von 22000 wird es im Urin ausgeschieden und kann dort auch nachgewiesen werden.

Eine Agammaglobulinämie bezeichnet das Fehlen von Abwehrkörpern im Serum. Ein angeborener Mangel der Immunglobulin produzierenden Lymphocyten kann die Ursache sein.

Die einzelnen Konzentrationen der Eiweißfraktionen in einer normalen Elektrophorese geben, isoliert betrachtet, wenig Auskunft. Sinnvoller ist es, die prozentuale Verteilung der Fraktionen zu bewerten. Die in Tab. **4** hervorgehobenen Mittelwerte sind dabei eine nützliche Hilfe. So beträgt der Anteil der Albumine ca. 56 bis 60%, α_1-Globuline ca. 4%, α_2-Globuline ca. 8%, β-Globuline ca. 12% und γ-Globuline ca. 18% des Gesamteiweißes im Serum (65–80 g/l = 100%).

In erster Näherung ist eine Veränderung dieses Eiweißmusters, auch

* Para, griech. neben, bei, gegen, darüber hinaus

Dysproteinämie genannt, ein charakteristischer Hinweis für bestimmte Erkrankungsbilder: Akute Entzündungen, wie z. B. Nasennebenhöhlenentzündung, Bronchitis, Lungenentzündung, Masern, Mumps und andere Infektionskrankheiten zeigen erst einen Anstieg der α_1-, später der α_2-Globulinfraktion. In der Immunelektrophorese erkennt man entsprechend eine unspezifische Erhöhung des Haptoglobins, Coeruloplasmins, der α_1- und α_2-Lipoproteine und anderer Proteine, die in diesen Fraktionen nachgewiesen werden können. Geht eine Entzündung in ein chronisches Stadium über, so beobachtet man einen Anstieg der γ-Globuline, z. B. bei chronischer Nierenbeckenentzündung, rheumatischer Arthritis oder Lungentuberkulose, aber auch bei einer akuten Hepatitis und stärker noch bei einer Leberzirrhose. Die oben erwähnten tumorös entarteten Erkrankungen der γ-Globulin produzierenden Zellen, das Plasmocytom und der M. Waldenström, gehen mit einem schmalen Anstieg in der γ-Globulinfraktion einher.

Die Kombination α_2- und γ-Globulinerhöhung findet man häufig bei bösartigen Tumoren. Einige Beispiele zeigt Abb. **57 a–d**.

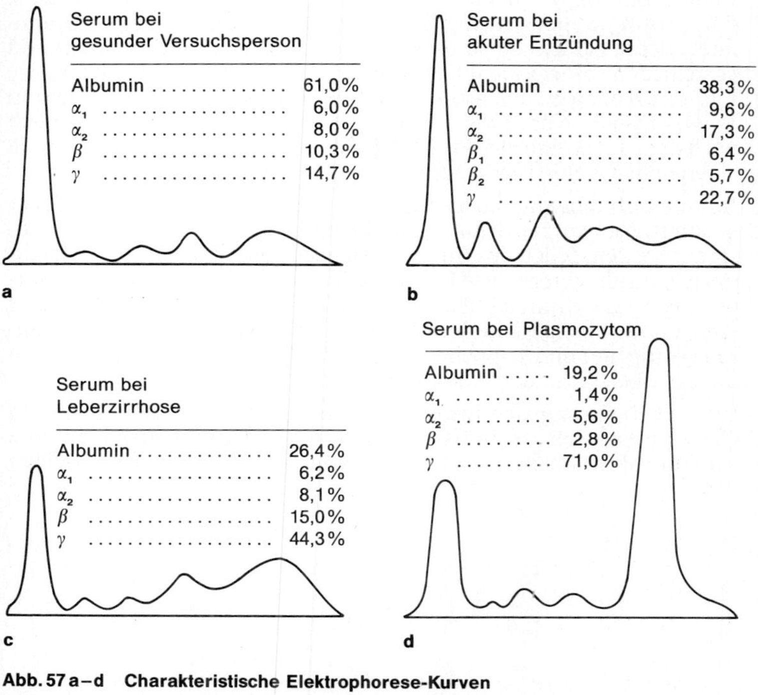

Abb. 57 a–d Charakteristische Elektrophorese-Kurven

9.3 Zusammenfassung

Menschliche und tierische Eiweißmoleküle setzen sich aus 20 verschiedenen Aminosäuren zusammen. Acht davon sind essentiell und müssen täglich mit der Nahrung aufgenommen werden. Aminosäuren sind charakterisiert durch die nachbarschaftliche Anordnung einer Amino- (NH_2-) und Carboxy- (COOH-)Gruppe. Durch die Abspaltung der Säuregruppe entstehen die hochaktiven biogenen Amine, wie z. B. Histamin, Dopamin oder Serotonin.

Ein Teil der Aminosäuren wird zur Synthese anderer stickstoffhaltiger Moleküle verwendet. Der überwiegende Anteil wird aber zur Proteinsynthese benötigt. Hierbei reagiert die Aminogruppe einer Aminosäure mit der Säuregruppe der benachbarten Aminosäure unter Abspaltung eines Wassermoleküls. Nacheinander werden in gleicher Weise (Polikondensationsreaktion) nach einem genau festgelegten Bauplan weitere Aminosäuren aneinander gelagert. Endprodukt ist das benötigte Eiweißmolekül (Protein).

Proteine sind Makromoleküle. Sie bestehen zum Teil aus hunderten von Aminosäuren. Häufig bilden die Aminosäuren untereinander weitere Bindungen aus und prägen so das Aussehen des Moleküls. Kugelförmige, menschliche Eiweißmoleküle nennt man auch Globuline. Hierzu zählen die Serumproteine, Enzyme, das Myoglobin und verschiedene Hormone. Die fadenförmigen, fibrillären Proteine, wie z. B. das Kollagen, das Keratin und das Fibrinogen, sind schlecht in Wasser löslich. Neben der Löslichkeit können Eiweißgemische auch nach der Molekülgröße, der Molekülmasse und der Beweglichkeit im elektrischen Feld (Elektrophorese) getrennt werden.

Immunglobuline sind körpereigene Abwehrkörper, auch Antikörper genannt. Sie werden beim Kontakt mit einer körperfremden Substanz von den Zellen des Immunsystems gebildet. Vor allem spezialisierte Lymphocyten sowie Plasmazellen produzieren diese lebensnotwendigen Eiweißmoleküle. Sie ermöglichen durch ihre räumliche Anordnung eine gezielte Reaktion mit den körperfremden Substanzen (Antigene) und koppeln die so gebundenen Fremdsubstanzen an die Zelloberfläche der Abwehrzellen.

Eine Veränderung der Eiweißzusammensetzung im Blut kann ein charakteristischer Hinweis für bestimmte Krankheitsbilder, wie Infektionskrankheiten, Lebererkrankungen oder ein Tumorleiden sein.

10 Lipide (Fette)

Die Stoffgruppe der Lipide ist eine bunt gemischte Zusammenstellung chemisch völlig verschieden aufgebauter Moleküle. Das einzige gemeinsame Charakteristikum ist die Anwesenheit **lipophiler Gruppen**. Diese zeichnen sich durch lange Kohlenwasserstoff-Ketten, Atombindungen sowie das Fehlen von Ionenbindungen und freien Elektronenpaaren aus und können deswegen nur in **apolaren** Lösungsmitteln, wie Benzol, Ether und Chloroform gelöst werden.

10.1 Funktion der Lipide

Die Lipide besitzen folgende biologische Funktionen:

- Als **Organfett** fixieren sie die Organe in ihrer anatomischen Lage, z. B. Fettkapsel der Niere.
- Als **Isolierung** schützen sie den Organismus vor Wärmeverlust (Unterhautfettgewebe).
- Als **Nervenscheiden** gewährleisten sie die gezielte, störungsfreie und schnelle Nervenleitung.
- Als **Depotfett** dienen sie als Energiereserve; 1 g Fett = 39 kJ (9,3 kcal).
- Als **Wirkstoffe** sind sie lebensnotwendige Bestandteile des Organismus, z. B. die **Vitamine** A, D, E, K und die Hormone der Nebennierenrinde sowie die Sexualhormone.
- Als zusammengesetzte Moleküle (**Lipoproteine**) bilden sie die Zellwände und innerzellularen Membranen aus. Sie trennen dadurch verschiedene Räume voneinander und sichern den regelrechten Ablauf chemischer Reaktionen. Darüber hinaus dienen die Lipoproteine als Transportvehikel im Blut.

10.2 Chemischer Aufbau und Struktur der Lipide

An dieser Stelle können nur einige Unterklassen dieser Stoffgruppe vorgestellt werden.

10.2.1 Triglyceride

Die Triglyceride sind Verbindungen zwischen dem dreiwertigen Alkohol Glycerin und drei „Fettsäuren". Fettsäuren sind langkettige Kohlenwasserstoffmoleküle, die an einem Ende des Moleküls die organische Säuregruppe (Carboxy-Gruppe, COOH-Gruppe) tragen. Entsprechend gehören sie zu der Gruppe der Monocarbonsäuren.

Die Kohlenstoff-Atome bilden untereinander, wie in Kap. 7 (S. 67f) besprochen, nur Atombindungen aus, so daß lediglich im Bereich der Carboxy-Gruppe eine Polarität zu erkennen ist. Der überwiegende Anteil der Fettsäuren ist unpolar und somit in Wasser schwerlöslich. Der Chemiker orientiert sich bei der Betrachtung des Moleküls an der Säuregruppe und benennt die benachbarten Kohlenstoff-Atome fortlaufend mit griechischen Buchstaben. Das der COOH-Gruppe benachbarte Kohlenstoff-Atom heißt α-C-Atom, das folgende β-C-Atom usw. Nachfolgend ist die schematische Darstellung eines Fettsäuremoleküls abgebildet.

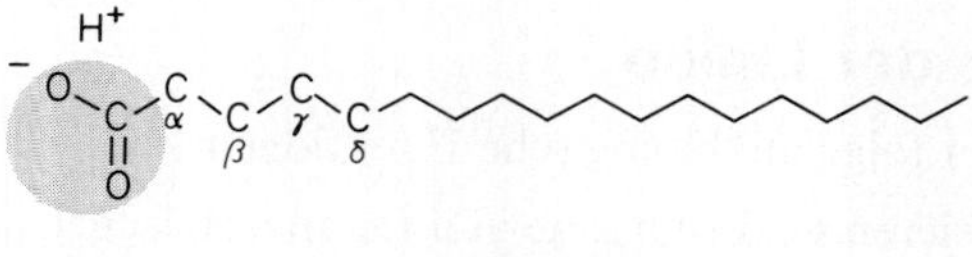

Insgesamt enthalten die im menschlichen Organismus vorhandenen Fettsäuren immer eine *gerade* Anzahl von Kohlenstoff-Atomen, in der Regel zwischen 14 und 24 C-Atome.

Bilden die Kohlenstoff-Atome untereinander nur Einfachbindungen aus, so spricht man von **gesättigten Fettsäuren**. Der Organismus benötigt aber auch einen hohen Anteil **ungesättigter Fettsäuren**. Diese besitzen 1 bis 4 Doppelbindungen innerhalb der Kohlenstoffkette. An diesen reaktionsfreudigen Stellen können leicht weitere Substanzen angelagert werden. Durch die Anlagerung von Iod kann die Anzahl von Doppelbindungen einer Fettsäure bestimmt werden („Iod-Zahl").

Da der Organismus die ungesättigten Fettsäuren nicht selbst herstellen kann, werden sie als **essentielle Fettsäuren**, früher Vitamin F, bezeichnet. Als Beispiel sind die Strukturformeln der Linolsäure und der Arachidonsäure hier abgebildet.

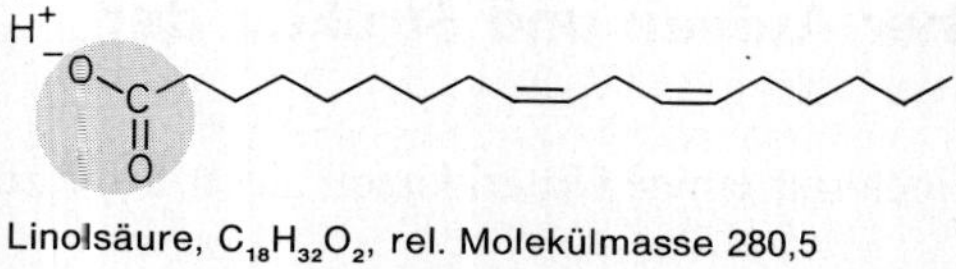

Linolsäure, $C_{18}H_{32}O_2$, rel. Molekülmasse 280,5

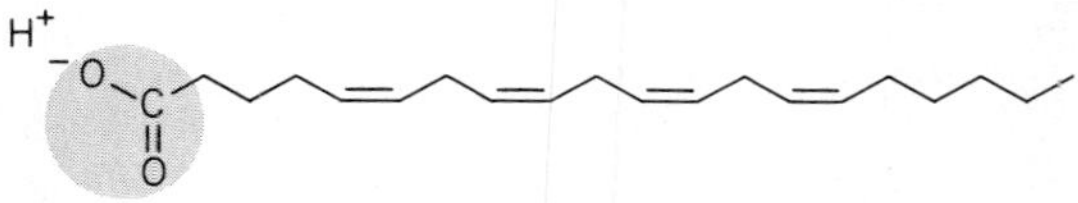

Arachidonsäure, $C_{20}H_{32}O_2$; rel. Molekülmasse 304,5

Die Bindungen der Fettsäuren mit den Alkohol-Gruppen des Glycerins sind typische Esterbindungen (s. Abb. **58**). Nach der Abspaltung eines Wasser-Moleküls ist der Alkohol mit der Säure über eine Sauerstoff-Brücke verbunden. In der Natur sind meist drei verschiedene Fettsäuren an das Glycerin-Molekül angelagert.

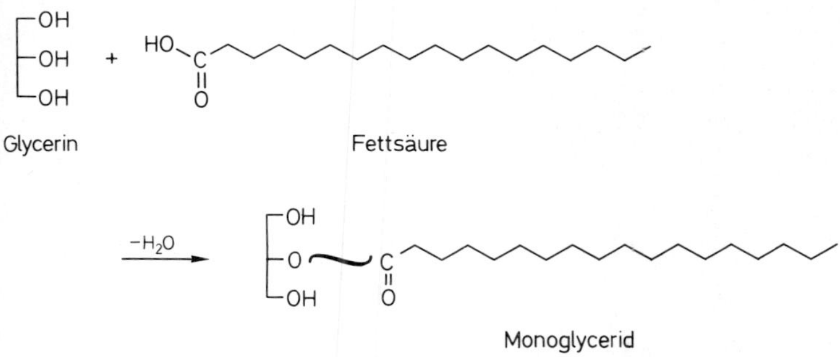

Abb. 58 Schema der Fettsäurebindung an das Glycerin unter Abspaltung von Wasser (~ Esterbindung)

10.2.2 Fettsäurestoffwechsel

Fettsäuren werden dem Organismus mit der Nahrung zugeführt, können aber auch in den Körperzellen synthetisiert werden. Ausgangssubstanz ist hierfür das aus dem Aminosäuren- und Glucoseabbau bekannte **Acetyl-CoA**. So werden 30 % der mit der Nahrung aufgenommenen Glucose in Lipide umgewandelt und nur zu 3 % als Glycogen gespeichert. Durch das Zusammenspiel mehrerer Enzyme werden die **Zwei**-Kohlenstoff-Einheiten der Acetyl-Reste miteinander verbunden. Dies erklärt auch, warum in der Natur nur Fettsäuren mit einer geraden Anzahl von C-Atomen vorkommen.

Der Fettsäure-Abbau stellt im Prinzip das Spiegelbild der Synthese dar. In den Mitochondrien werden in vielen kleinen Einzelschritten immer **zwei** Kohlenstoff-Atome als Acetyl-CoA von der Fettsäurekette abgespalten. Die chemische Reaktion beruht auf einer Oxidation am dritten Kohlenstoff-Atom des Fettsäuremoleküls, dem *β*-C-Atom, und wird deswegen auch *β*-Oxidation genannt. Eine schematische Darstellung zeigt Abb. **59**.

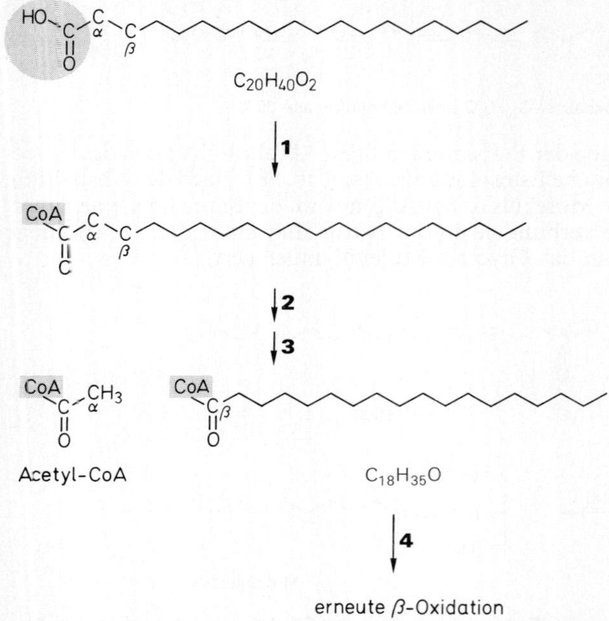

Abb. 59 Schema des Fettsäureabbaus durch Oxidation am β-C-Atom

1. Aktivierung der Fettsäure durch Anlagerung des Coenzym A (Co-A)
2. Oxidation am β-C-Atom (β-Oxidation)
3. Abspaltung des Acetyl-Co A und Anlagerung eines weiteren Co A-Moleküls an die um zwei Kohlenstoff-Atome kürzere Fettsäure-Kette
4. β-Oxidation der kürzeren Kette

10.2.3 Cholesterin

Cholesterin kommt in allen tierischen, nicht jedoch in Pflanzenzellen vor. Es kann in jeder Körperzelle gebildet werden und ist somit nicht essentiell. Grundbaustein der Synthese ist, wie bei der Fettsäuresynthese, die aktivierte Essigsäure, das Acetyl-CoA.

Cholesterin wird in der Leber zum größten Teil zu **Gallensäure** umgebaut oder direkt über die Galle ausgeschieden. Ein erhöhter Anteil des Cholesterins in der Gallenflüssigkeit wird für die Gallensteinentstehung verantwortlich gemacht (Cholesterinsteine). Im Darm sind die Gallensäuren und das Cholesterin an der Absorption der Lipide beteiligt. Sie emulgieren das mit der Nahrung aufgenommene Fett und werden mit diesem wieder rückabsorbiert.

Die endokrinen* Drüsenzellen, Nebennierenrinde, Eierstöcke und Hoden, benutzen das Cholesterin als Ausgangssubstanz zur Hormonsynthese. Sie bilden daraus das **Progesteron**, den Grundbaustein der Stereoidsynthese und somit auch die Vorstufe der männlichen und weiblichen Sexualhormone.

Die abgebildeten Formeln zeigen die chemische Verwandtschaft zwischen Cholesterin, Gallensäure und Steroidhormonen einerseits sowie die Differenz zu den Triglyceriden andererseits.

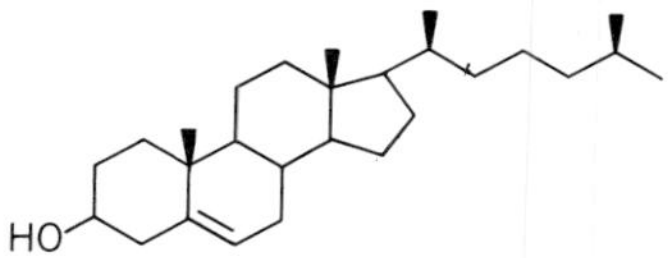

Cholesterin

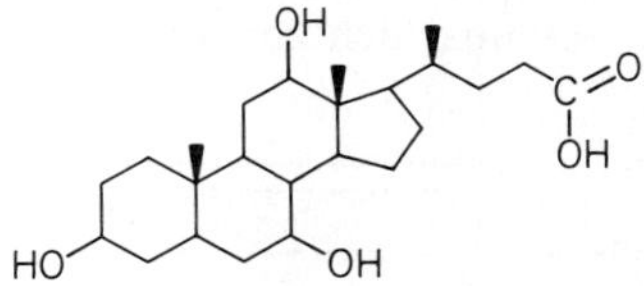

Cholsäure
(Gallensäure)

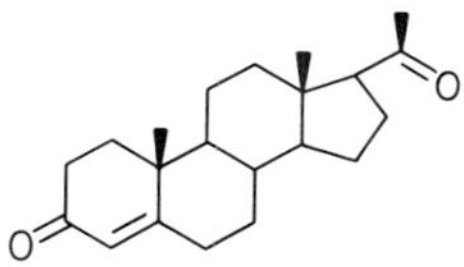

Progesteron

10.3 Trennung von Lipiden

Lipidgemische kann man nach physikalischen und chemischen Methoden in ihre Bestandteile oder in kleinere Fraktionen aufteilen. Dabei macht man sich die verschiedenen Eigenschaften der Substanzen zunutze.

Physikalische Trennmethoden:

- Je länger die Kohlenstoff-Kette der Lipide ist, desto höher liegt der Schmelzpunkt der einzelnen Fette. Durch vorsichtiges Erhitzen kann man nacheinander die einzelnen Substanzen herauslösen.
- Ultrazentrifugen trennen die Lipoproteine in drei Dichteklassen:
  1. Lipoproteine sehr niedriger Dichte (very-low-density lipoproteine), VLDL

---

* endo, griech. innen, in hinein; krino, griech. abscheiden
Endokrine Drüsen geben ihre Produkte (Hormone) direkt ins Blut ab.

2. Lipoproteine niederer Dichte (low-density lipoproteine), LDL
3. Lipoproteine hoher Dichte (high-density lipoproteine), HDL.

– Chromatographische Verfahren trennen Gemische aufgrund der unterschiedlichen Verteilung der Einzelbestandteile in verschiedenen Phasen. Man trägt das Gemisch auf eine feste (stabile) Phase auf und läßt eine flüssige oder gasförmige (mobile) Phase daran vorbeiströmen. Je nach Löslichkeit werden die Bestandteile der Mischung mehr oder weniger stark weitertransportiert. Nach dem verwendeten Material unterscheidet man Säulen-, Dünnschicht-, Papier- und Gaschromatographie. Abb. **60** zeigt das Verfahren der Dünnschichtchromatographie.

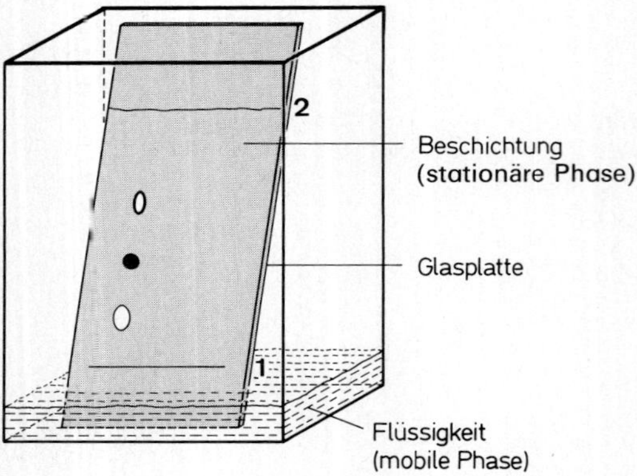

Abb. 60 Chromatographie. Das auf der Startlinie (**1**) aufgetragene Gemisch ist in drei Fraktionen getrennt worden. Je besser die Bestandteile in der mobilen Phase gelöst waren, desto weiter wurden sie nach oben mittransportiert. Linie **2** markiert die Flüssigkeitsfront am Ende der Trennung

– Die Elektrophorese trennt Lipoproteine nach ihrer elektrischen Ladung und der Wanderungsgeschwindigkeit im elektrischen Feld (Abb. **61**). Dabei resultieren vier Fraktionen: die Chylomikronen, die prä-β-, die β- und die α-Lipoproteine (s. Abschn. 10.4).

Chemische Trennmethoden beruhen auf unterschiedlichen chemi-

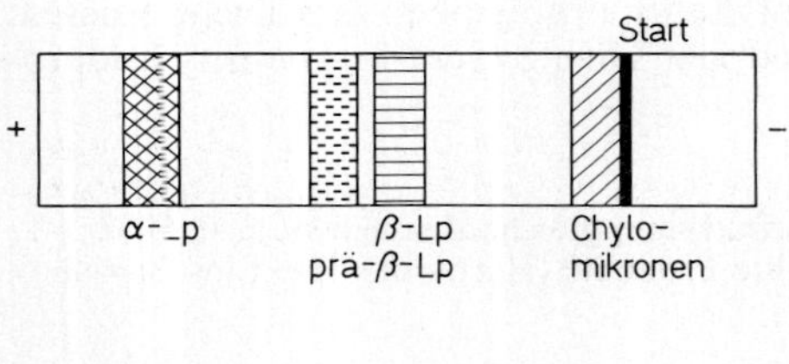

Abb. 61 Lipidelektrophorese
Lp = Lipoprotein

schen Reaktionsweisen; so können z. B. nur ungesättigte Fettsäuren Iod anlagern (Iod-Zahl, s. Abschn. 10.2.1, S. 110).

10.4 Medizinische Bedeutung – Hyperlipidämie

Die mit der Nahrung zugeführten Fette dienen in erster Linie als Energiereserve und in einem geringeren Umfang auch als Bausteine zur Lipoproteinsynthese.

Im Darm werden die Lipide durch die Gallensäuren emulgiert. Dadurch erhöht sich die Angriffsfläche für die fettspaltenden Enzyme, die Lipasen. Nur sehr kurze Bruchstücke können in die Blutgefäße übertreten und somit über die Pfortader direkt in die Leber eingeschleust werden. Die großen Triglyceride und Cholesterin-Moleküle werden in den Darmzellen an Eiweiße gekoppelt und als **Chylomikronen** in die **Lymphgefäße** abgegeben (Abb. **62**). Über den Ductus thoracicus gelangen sie in die Vena Cava superior (obere Hohlvene) und somit in den Gesamtorganismus. Sechs Stunden nach der Nahrungsaufnahme können die Chylomikronen normalerweise nicht mehr im Blut nachgewiesen werden.

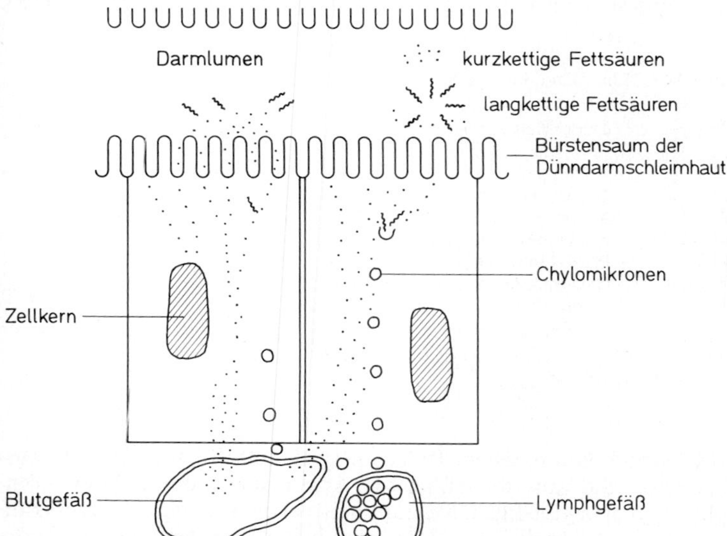

Abb. 62 Absorption der Fette. Kurzkettige Fettsäuren werden nach der Absorption direkt in die Blutgefäße weitergeleitet. Die langkettigen Fettsäuren und das Cholesterin werden in den Dünndarmzellen zu Chylomikronen zusammengelagert und als solche an das Lymphsystem abgegeben

Die Hyperlipidämie ist eine Fettstoffwechselstörung, die mit einer erhöhten Konzentration der „Blutfette" einhergeht. Sie gilt als eine der Risikofaktoren für Herz- und Gefäßerkrankungen. Diese wiederum sind die am häufigsten nachgewiesenen Todesursachen in der Bundesrepublik Deutschland. Circa 15 % der Bundesbürger haben eine Hyperlipidämie. Bei 90 von 100 sind dabei entweder die Triglyceride, das Cholesterin oder beides vermehrt im Serum nachweisbar.

Eine genauere Einteilung der Fettstoffwechselstörungen beruht auf einer Einteilung nach Fredrickson. Als Grundlage dient hierbei das Verhalten der Blutfette im elektrischen Feld. Diese Laboruntersuchung, die auch Lipoproteinelektrophorese genannt wird, trennt die an Eiweiß gekoppelten Lipide in folgende vier Fraktionen auf:

- Chylomikronen: Transport von Triglyceriden und Cholesterin aus dem Darm zur Leber,
- Prä-β-lipoproteine: Transport von Triglyceriden aus der Leber zum Fettgewebe,
- β-Lipoproteine: Cholesterintransport,
- α-Lipoproteine: Cholesterintransport.

Aufgrund der elektrophoretischen Bestimmung unterteilt Fredrickson fünf verschiedene Typen der Hyperlipoproteinämie (s. Tab. 5).

Tabelle 5 Einteilung der Hyperlipoproteinämien (nach [12])

Typ	Lipoproteinvermehrung	Triglyceride	Cholesterin
I	Chylomikronen	+ + +	n
II	β-Lipoproteine	n, (+)	+
III	atypische Lipoproteine	+	+
IV	Prä-β-Lipoproteine	+	+, (n)
V	Chylomikronen und Prä-β-Lipoproteine	+ + +	+

\+ = erhöht; + + + = stark erhöht
(+) = gering erhöht; n = normal

Die Hyperlipidämie ist in 90 % vom Typ II oder IV und behandlungsbedürftig. Sie kann die frühzeitige Arteriosklerose und deren Komplikationen begünstigen, wie zum Beispiel die Koronare Herzerkrankung, die Arterielle Verschlußkrankheit der Extremitäten-, Hals- oder Hirngefäße, und so z. B. den cerebrovaskulären Insult, der auch unter dem Begriff „Schlaganfall" bekannt ist. Manchmal führt die Hyperlipidämie zu heftigen Oberbauchbeschwerden und zu einer akuten Bauchspeicheldrüsenentzündung (Pankreatitis).

Neben einigen Medikamenten kann vor allem die geeignete Diät den weiteren Verlauf der Stoffwechselstörung wesentlich beeinflussen. Schon ein Gewichtsverlust bei den meist übergewichtigen Patienten führt zu einem Abfall erhöhter Triglyceridwerte. Darüber hinaus muß der Patient die Einsicht gewinnen, daß nur eine langfristige Diät ihn vor den Komplikationen der Erkrankung schützt. Dies ist oft schwierig, da eine rechtzeitige Therapie möglichst frühzeitig einsetzen soll, der Patient dann aber meist nur geringe Beschwerden verspürt und entsprechend geneigt ist, die prophylaktischen Maßnahmen nicht konsequent einzuhalten.

Die Diät beinhaltet:

- eine Einschränkung der Cholesterinzufuhr unter 300 mg pro Tag (cholesterinreiche Nahrungsmittel sind Eigelb, Butter, Käse, Leber, u.a.),
- einen hohen Anteil mehrfach ungesättigter Fettsäuren,
- einen Kohlenhydratanteil, der nicht mehr als 35% der Gesamtenergie beträgt,
- eine Energiereduktion so lange das Idealgewicht nicht erreicht ist (*Idealgewicht* = Körpergröße in cm – 100 – 10%; z.B. 180 [cm] – 100 – 10% [8 kg] = 72 kg), (*Sollgewicht* = Körpergröße in cm – 100; z.B. 180 [cm] – 100 = 80 kg).

Zusätzliche Maßnahmen sind:

- vermehrte körperliche Aktivität, die die Fettverwertung verbessert,
- psychotherapeutische Verfahren wie Selbsthilfegruppen, autogenes Training u.ä.

Medikamente wie Appetitzügler, Hormonpräparate, Diuretika, Abführmittel o.ä. sind wegen ihrer erheblichen Nebenwirkungen immer abzulehnen! Ebenso sind operative Eingriffe auch bei sehr adipösen Patienten nicht zu empfehlen, da sie zum einen immer ein Operationsrisiko beinhalten und zum zweiten der Operationserfolg auch hier vom Eßverhalten des Patienten nach der Operation abhängt.

10.5 Zusammenfassung

Die Stoffgruppe der Lipide ist eine Zusammenstellung chemisch völlig verschieden aufgebauter Moleküle. Sie sind alle wasserunlöslich. Dem Organismus dienen sie als Organfixation (Fettkapsel der Niere), als Isolation vor Wärmeverlust (Unterhautfettgewebe), als Nervenscheiden, als Depotfett oder als Wirkstoffe. Zu den zuletzt genannten Wirkstoffen zählen Vitamine, Hormone der Nebenniere und die Sexualhormone. In Verbindung mit Eiweißmolekülen bilden sie als Lipoproteine die Zellwände und innerzellularen Membranen aus.

Die wichtigsten Lipide im menschlichen Organismus sind die Triglyceride und das Cholesterin. Triglyceride sind Verbindungen zwischen dem dreiwertigen Alkohol Glycerin und drei Fettsäuren (Carbonsäuren). Fettsäuren enthalten immer eine gerade Anzahl von C-Atomen, in der Regel zwischen 14 und 24 C-Atomen. Ungesättigte Fettsäuren besitzen Doppelbindungen innerhalb ihrer C-Kette. Sie können vom Organismus nicht selbst hergestellt werden und sind deshalb essentiell. Die Fettsäuren sind Brennstoffe. Sie werden in den Mitochondrien in vielen kleinen Einzelschritten aufgespalten. Dabei werden immer 2 C-Atome von der Fettsäure abgespalten und an ein Coenzym angelagert. Dieses Zwischenprodukt, das Acetyl-CoA, kann im Rahmen der biologischen Oxidation weiter zu Wasser und Kohlendioxyd abgebaut oder zu neuen Fettsäuren aufgebaut werden.

Cholesterin kann in jeder Körperzelle aus Acetyl-CoA gebildet werden. Die Hormondrüsenzellen der Nebennieren, Eierstöcke und Hoden benutzen das Cholesterin als Ausgangssubstanz zur Hormonsynthese. In der Leber wird Cholesterin zum größten Teil zu Gallensäuren umgebaut oder direkt über die Galle ausgeschieden. Eine erhöhte Cholesterinkonzentration in der Gallenflüssigkeit wird für die Gallensteinentstehung verantwortlich gemacht. Im Darm sind die Gallensäuren und das Cholesterin an der Absorption der Lipide beteiligt. Sie emulgieren das mit der Nahrung aufgenommene Fett und werden mit diesem zum Teil wieder rückabsorbiert.

Lipide kann man aufgrund ihrer physikalischen Eigenschaften und somit nach den unterschiedlichen Schmelzpunkten, nach ihrer Dichte mittels Ultrazentrifugen oder ihrer Beweglichkeit im elektrischen Feld im Rahmen der Lipidelektrophorese trennen. Aufgrund der zuletzt genannten Trennmethode können krankhafte Erhöhungen der Blutfettkonzentrationen (Hyperlipidämie) weiter unterteilt und charakterisiert werden. Die Hyperlipidämie gilt als einer der Risikofaktoren für Herz- und Gefäßerkrankungen.

11 Nucleinsäuren

Fällt es auch noch so schwer, Leben genau und umfassend zu definieren, so ist es untrennbar mit den Begriffen Stoffwechsel und Fortpflanzung verbunden. Beide Vorgänge setzen die Anwesenheit von Zellen voraus. Nur hier werden die zum Leben notwendigen Eiweißmoleküle synthetisiert. Der exakte Bauplan ist in riesigen Molekülen festgehalten: den **Nucleinsäuren** (NA). Sie liegen, umgeben von Aminen und basischen Proteinen*, als **Chromosomen** im Zellkern.

Die Chromosomen sind seit langem als Träger der Erbmasse, der **Gene** bekannt. Sie werden bei einer Zellteilung verdoppelt und auf die beiden Tochterzellen gleichmäßig verteilt. Somit ist gewährleistet, daß in allen Zellen die komplette Arbeitsanleitung der für den Organismus notwendigen Eiweißmoleküle vorhanden ist.

11.1 Struktur und Aufbau der Nucleinsäuren

Der Begriff Nucleinsäuren** stammt aus einer Zeit, in der man die „Informationsmoleküle der Zelle" lediglich im Zellkern vermutet hat. Heute weiß man, daß kurze Nucleinsäure-Moleküle als Kopien die Information an die Zelle weiterleiten. Nucleinsäuren sollten entsprechend der chemischen Struktur besser Polynucleotide genannt werden. In einer Polykondensationsreaktion (s. Abschn. 5.2.6, S. 41f) werden die einzelnen Nucleotide aneinander geknüpft.

Ein Nucleotid wiederum besteht aus drei Bausteinen:

1 Molekül Phosphorsäure + 1 Molekül Zucker + 1 Molekül organische Base.

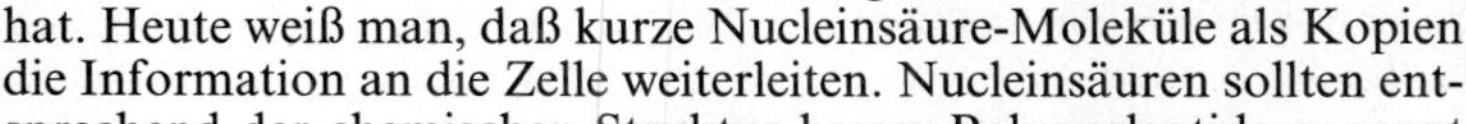

Phosphorsäure + Zucker + organische Base ⟶ Nucleotid

Man findet zwei verschiedene **Zucker** in den Nucleinsäure-Molekülen: **Ribose** oder **Desoxyribose**. Beide sind Pentosen und unterschei-

---

* Basische Proteine besitzen einen hohen Anteil basischer Aminosäuren (Lysin, Arginin und Histidin) und werden auch **Histone** genannt.

** nucleus, lat. Kern

den sich durch ein Sauerstoffatom (**Oxy**genium). Sie kommen nie nebeneinander in einem Polynucleotid-Molekül vor. Daher kann man aufgrund des Zuckermoleküls die Nucleinsäuren weiter einteilen in **Ribonucleinsäuren** (**RNA**) und **Desoxyribonucleinsäuren** (**DNA**).

Die **organischen Basen** sind Abkömmlinge des Purins und des Pyrimidins. Die DNA enthält die zwei Purine Adenin (A) und Guanin (G) sowie die zwei Pyrimidine Cytosin (C) und Thymin (T). Bei der RNA sind ebenfalls Adenin, Guanin und Cytosin, aber anstelle des Thymins die verwandte Pyrimidinbase Uracil (U) eingebaut.

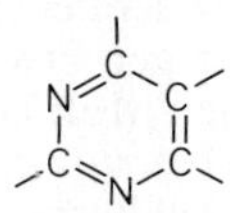
Pyrimidinring

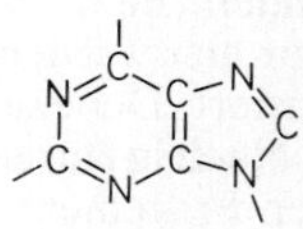
Purinring

Der Zellgehalt an RNA ist 5 bis 10mal größer als der DNA-Gehalt. Darüber hinaus kommt die RNA sowohl im Zellkern als auch im Zytoplasma vor und liegt immer als Einzelstrang vor. Die relative Molekülmasse liegt bei 20000 bis 200000. DNA dagegen besitzt eine relative Molekülmasse von mehreren Millionen. Stets sind zwei Polynucleotid-Ketten parallel miteinander verbunden. Hierbei ragen die esterartig verknüpften Zucker und Phosphorsäure-Moleküle nach außen, was den Säurecharakter des Moleküls erklärt. Die organischen Basen sichern über Wasserstoff-Brückenbindungen den Zusammenhalt des Doppelstrangs. Dabei kann Adenin nur mit Thymin und Guanin nur mit Cytosin Wasserstoff-Brücken bilden, so daß sich auch immer nur diese Basenpaare innerhalb eines DNA-Doppelstranges gegenüberliegen (Abb. **63**).

11.2 Aufgaben und Funktion der Nucleinsäuren

Die wesentliche Funktion der Nucleinsäuren liegt in der **Speicherung der genetischen Information**. Der Reihenfolge der Nucleotide innerhalb des Makromoleküls muß man entscheidende Bedeutung beimessen.

Vergleicht man die gesamte Erbmasse mit einem mehrbändigen Kochbuch, so seien die Nucleinsäuren die einzelnen Bände des Nachschlagewerks. Ein Polynucleotid würde dann je nach Molekülgröße unterschiedlich viele Rezepte zur Proteinsynthese beinhalten.

Jeweils drei benachbarte Basen des Polynucleotid-Stranges werden als Triplett zusammengefaßt und symbolisieren genau eine Aminosäure (Abb. **64**).

Ein Triplett entspräche einer Zutat im Rahmen des oben erwähnten Kochrezepts zur Herstellung eines körpereigenen Eiweißmoleküls.

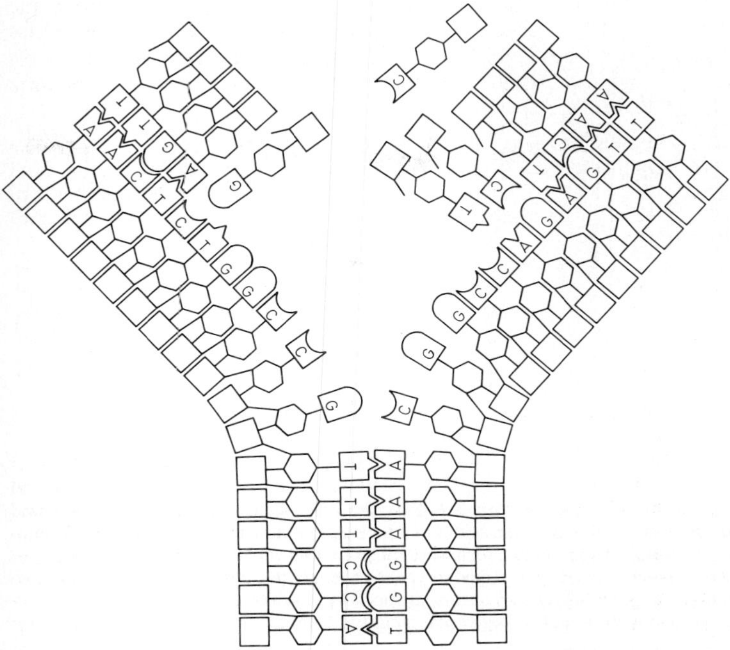

Abb. 63 DNA-Doppelstrang. Ähnlich einem Reißverschluß ist der Doppelstrang aufgetrennt. Nucleotide lagern sich am oberen Ende neu an. Die DNA verdoppelt sich. Beachte: die Basenpaare passen nicht beliebig zusammen. A liegt immer gegenüber von T und C gegenüber von G

Ähnlich wie beim Kuchenbacken dürfen die Zutaten nicht beliebig miteinander vermengt werden. Vielmehr muß exakt darauf geachtet werden, daß die Zutaten entsprechend der Reihenfolge der Tripletts aneinandergereiht werden, damit der Kuchen auch gelingt.

Besondere Beachtung verdient die Tatsache, daß die Eigenschaften eines Proteins ganz entscheidend von der räumlichen Anordnung (Sekundär-, Tertiär- und Quartärstruktur) und diese wiederum von der richtigen Reihenfolge der Aminosäuren (Primärstruktur) abhängig sind. Die Zelle muß deswegen bei der Zellteilung peinlich genau darauf achten, daß der „Wortlaut der Rezepte" korrekt kopiert wird.

Von außen können schädigende Einflüsse auf den „Informationstext", die Nucleinsäuren, einwirken. Ionisierende Strahlen, wie die Röntgen- oder γ-Strahlen, aber auch verschiedene Chemikalien können die Polynucleotidkette aufbrechen oder die Verdopplung im

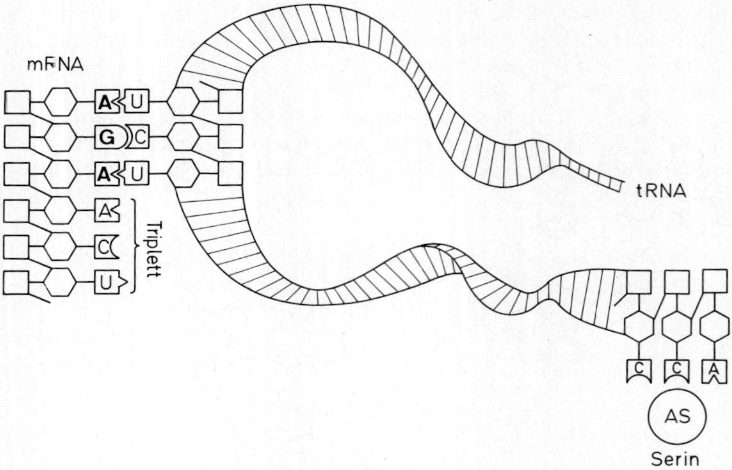

Abb. 64 Triplett. Die drei Basen **A-G-A** der mRNA stellen ein Triplett dar. Sie sind eine Informationseinheit und enthalten die Bauanleitung für eine bestimmte Aminosäure (Serin). Diese Aminosäure wird entsprechend von einer Transport-RNA angeliefert. Nacheinander lagern sich die passenden tRNA-Moleküle gemäß der Bauanleitung an die mRNA. Die so herantransportierten Aminosäuren können sich nun in der vorgegebenen Reihenfolge miteinander zu dem gewünschten Eiweiß verbinden

Rahmen einer Zellteilung negativ beeinflussen. Je nach Stärke und Umfang der Schädigung und nach Art und Anzahl der davon betroffenen Gene kann das Ausmaß unbemerkt auf den Zellstoffwechsel beschränkt sein, das zugehörige Organsystem mitbetreffen oder auf den Gesamtorganismus ausgeweitet sein. Auch die Entstehung eines bösartigen Tumors kann auf solche Veränderungen zurückgeführt werden. Sind die Nucleinsäuren der Keimzellen davon betroffen, so werden die falschen Informationen an die Nachkommen weitervererbt.

11.3 Virusinfektion

Die Information einer Nucleinsäure ist *universell*, d.h. die Syntheseantwort der Zellen ist in jedem Organismus gleich. Am Beispiel der Virusinfektion soll dies verdeutlicht werden. Viren sind Organismen, die nicht in der Lage sind, sich selbständig fortzupflanzen. Ihnen fehlen die notwendigen Zellenzyme und Zellorganellen. Sie bestehen vielmehr, vereinfacht ausgedrückt, aus einem Nucleinsäure-Molekül, das von einer Proteinhülle umgeben ist. Zur Vermehrung sind sie auf Zellen angewiesen. (Viren können deshalb auch nicht zu den Lebewesen gezählt werden). Nachdem sie die Zellmembran der Wirtszelle überwunden haben, schleusen sie ihren Nucleinsäure-Strang in den Zellstoffwechsel ein. Die Zelle kann aber die virale Polynucleotid-Kette nicht von der eigenen unterscheiden (Universalität der NA!). Sie produziert aufgrund der vorgegebenen Information Virus-Nucleinsäure und Virus-Protein (Abb. **65**). Die Virusinfektion zieht somit eine Stoffwechseländerung und letztlich sogar den Zelltod nach sich.

Gelänge es, Nucleinsäure-Moleküle nach Wahl zu synthetisieren, so könnte man mittels Mikroorganismen äußerst preiswert große Mengen wichtigster Proteine wie Insulin, Immunglobuline usw. herstellen. Vor dem Mißbrauch einer solchen Errungenschaft muß man allerdings mindestens genausoviel Angst haben wie vor einer Atombombe.

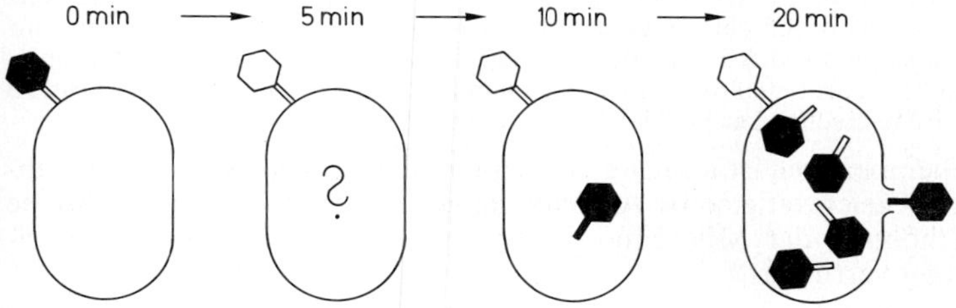

Abb. 65 Virusinfektion. Ein Virus infiziert eine Zelle, schleust seine DNA-Bauanleitung ein und bewirkt, daß die Wirtszelle ausschließlich Viruseiweiß und Virus-DNA herstellt. Nach ca. 20 Minuten verlassen die neugebildeten Viren die Zelle und befallen andere

11.4 Abbau der Nucleinsäuren

Eine Vielzahl von Enzymen, die sogenannten **Nucleinasen**, spalten die Bindungen zwischen den einzelnen Nucleotiden. Danach trennen unspezifische Enzyme die Phosphor- und Zuckergruppen ab. Phosphorsäure-Moleküle werden weiterverwendet oder als Phosphate im Urin ausgeschieden. Die Zuckermoleküle werden zu CO_2 und H_2O verbrannt. Beim Abbau der organischen Basen ist aus medizinischer Sicht vor allem der **Abbau der Purinbasen**, Adenin und Guanin, interessant. In mehreren Teilschritten werden die Purine enzymatisch in Xanthin umgewandelt. Dieses Zwischenprodukt wird mit Hilfe der Xanthinoxidase weiter zu dem Endprodukt des Purinabbaus, der **Harnsäure**, oxidiert. Harnsäure kann normalerweise in einer Konzentration von 150 µmol/l bis 400 µmol/l (25–65 mg/l) im Serum nachgewiesen werden. Deutlich höhere Konzentrationen führen aufgrund der schlechten Löslichkeit zu Ausfällung und Ablagerung der Harnsäurekristalle im Gewebe.

11.5 Medizinische Bedeutung – Hyperuricämie

Unter Hyperuricämie versteht man den Anstieg der Harnsäurekonzentration über 420 µmol/l (70 mg/l). Wie schon im vorausgegangenen Kapitel geschildert, kann die Harnsäure in solch hohen Konzentrationen nicht vollständig gelöst werden. Es resultiert die **Ablagerung von Harnsäurekristallen** in den Gelenken (*Gicht*), in den ableitenden Harnwegen (*Nierensteine*), im Nieren- und Unterhautgewebe sowie anderen Geweben.

Die Ursache dieser relativ häufigen* Veränderung kann im Purinstoffwechsel selbst liegen (primäre Hyperuricämie) oder durch andere Erkrankungen ausgelöst sein (sekundäre Hyperuricämie). Eine Verringerung der Harnsäureausscheidung durch eine eingeschränkte Nierenfunktion kann ebenso wie eine gesteigerte Produktion in Verbindung mit einem erhöhtem Nucleinsäureumsatz, z. B. bei Leukämie, chronischer hämolytischer Anämie oder Psoriasis, zu der entsprechenden Stoffwechseländerung führen.

Therapeutisch ist immer eine purinarme (zellarme) Kost zu empfehlen. Gleichzeitig sollte Alkohol gemieden werden, da er durch eine Erhöhung der Milchsäure-Konzentration die Harnsäureausscheidung verringert.

Steigt die Plasmaharnsäure auf Werte über 500 µmol/l (85 mg/l) an, so reicht eine diätetische Behandlung nicht mehr aus. Die eingesetzten Medikamente verfolgen zwei verschiedene Prinzipien: Uricosurika fördern die Harnsäureausscheidung, während Uricostatika die Harnsäureneubildung hemmen. Letzteres wird durch eine Blockierung der Xanthinoxidase erreicht. Xanthin, das daraufhin nicht mehr zu Harnsäure oxidiert werden kann, ist besser wasserlöslich und wird über die Niere ausgeschieden.

Auch bei der medikamentösen oder strahlentherapeutischen Behandlung von bösartigen Tumoren werden infolge des erhöhten Zellzerfalls vermehrt Nucleinsäuren abgebaut. Zur Vermeidung einer Hyperuricämie verabreicht man auch diesen Patienten das Uricostatikum Allopurinol (Zyloric). Darüber hinaus kann man durch Neutralisation des Urins die Löslichkeit der Harnsäure erhöhen. Ständige **pH-Kontrollen** und eventuell notwendige **Alkalisierung des Harns** verringern das Komplikationsrisiko.

---

* 1–2 % der Bevölkerung der Bundesrepublik Deutschland leiden unter einer Hyperuricämie

11.6 Zusammenfassung

Nucleinsäuren sind Makromoleküle. Sie setzen sich zusammen aus Nucleotiden. Ein Nucleotid wiederum besteht aus Phosphorsäure, Zucker und einer organischen Base. Es gibt, je nach dem verwendeten Zuckermolekül, zwei Sorten von Nucleinsäuren:

- Ribonucleinsäuren (RNA) und
- Desoxyribonucleinsäuren (DNA).

In jedes Nucleinsäuremolekül werden nur vier verschiedene organische Basen eingebaut.

Die Nucleinsäuren beinhalten die genetische Information. Dabei kommt der Reihenfolge der Nucleotide eine entscheidende Bedeutung zu. Jeweils drei benachbarte Nucleotide symbolisieren genau eine Aminosäure. Eine Änderung der Nucleotid-Reihenfolge zieht eine Störung der Eiweißsynthese nach sich. Solche schädigenden Einflüsse auf den Informationstext der Nucleinsäuren können durch energiereiche Strahlen oder Chemikalien ausgelöst werden. Je nach Stärke und Umfang der Schädigung und nach Art und Anzahl der davon betroffenen Gene kann das Ausmaß unbemerkt oder evtl. auf den Gesamtorganismus ausgeweitet sein. Auch die Entstehung von bösartigen Tumoren kann auf solche Veränderungen zurückgeführt werden.

Die Information einer Nucleinsäure ist universell. Die Syntheseantwort der Zellen ist in jedem Organismus gleich. Bei einer Virusinfektion werden Virus-Nucleinsäure-Moleküle in die Zellen eingeschleust. Die Zelle produziert aufgrund der vorgegebenen Virusinformation Viruseiweiß und Virus-Nucleinsäure. Die Virusinfektion zieht eine Stoffwechseländerung und letztlich sogar den Zelltod nach sich.

Beim Abbau der Nucleinsäuren werden die organischen Basen zur Harnsäure oxidiert. Ein krankhafter Anstieg der Harnsäure-Konzentration im Blut nennt man Hyperuricämie. Hierbei kann es zu Ablagerungen von Harnsäure-Kristallen in den Gelenken (Gicht), in den ableitenden Harnwegen (Nierensteine) sowie im Nieren- und Unterhautgewebe kommen. 1–2% der Bevölkerung der Bundesrepublik Deutschland leiden unter einer Hyperuricämie.

12 Grundzüge der Ernährung

Viele Erkrankungen lassen sich auf Störungen bestimmter Stoffwechselwege zurückführen. Darüber hinaus kann eine falsche Ernährung das Auftreten von Krankheiten begünstigen. Eine bewußte Ernährungsweise, die diese Zusammenhänge berücksichtigt, hilft häufig das Ausmaß der Beeinträchtigung so gering als möglich zu halten. Schwerwiegende Komplikationen lassen sich verhüten. Oft kommt aber die Erkenntnis zu spät. Erst der Leidensdruck, den die Beschwerden der Zweiterkrankungen verursachen, motiviert den Patienten „mehr auf seine Gesundheit zu achten". Eine Korrektur ist dann, wenn überhaupt noch möglich, eine langwierige Angelegenheit. Sie fordert neben der nötigen Einsicht auch eine entsprechende Ausdauer und Standfestigkeit.

Die Fettsucht (**Adipositas**) zum Beispiel ist in über 90% der Fälle Folge einer mangelnden Eßdisziplin. Sie geht häufig mit Herz-, Gefäß- und Kreislauferkrankungen einher und fördert das Auftreten der „Zuckerkrankheit" (Diabetes mellitus), der Gicht (Hyperuricämie) und des Gallensteinleidens.

Tabelle 6 Ernährungsabhängige Krankheiten bezogen auf die Bevölkerung der Bundesrepublik Deutschland (nach [13])

Erkrankung	Häufigkeit (%)	Diät	s. a. Kap., Seite
Fettsucht (Adipositas)	30–50	Reduktionskost	Kap. 10, S. 105f
Bluthochdruck	10–20	salzarme Kost	–
Hyperlipidämie	10–20	cholesterinarme, fettarme Kost	Kap. 10, S. 105f
Gicht (Hyperuricämie)	3– 5	purinarme Kost	Kap. 11, S. 113
Diabetes mellitus	3– 5	energiereduzierte, zuckerarme Kost	Kap. 8, S. 80
Leberinsuffizienz	bis 0,1	eiweißarme Kost	Kap. 9, S. 86
chronische Niereninsuffizienz	< 0,1	eiweiß- und salzarme Kost	Kap. 9, S. 117
Nahrungsmittelunverträglichkeit z. B. Lactasemangel,	selten	milchzuckerfreie Kost	Kap. 8, S. 76
Zöliakie/Sprue	selten	glutenfreie Kost	–

In letzter Zeit wird häufig publiziert, daß die Einhaltung bestimmter Diäten nicht erforderlich sei. Dies ist aufgrund der verallgemeinernden Form irreführend. Tab. **6** zeigt die Erkrankungen auf, bei denen der Therapieerfolg ganz entscheidend von der Diät abhängt.

Leider finden sich selbst in den Krankenhäusern genügend Hinweise, wie gering auf die Ernährung geachtet wird. Einige Beispiele, die diese These belegen, sind:

- die zeitlich (8.00 Uhr, 11.30 Uhr, 17.00 Uhr) und mengenmäßig (drei statt fünf Mahlzeiten) mangelhafte Aufteilung der Mahlzeiten,
- die Essensausgabe durch nicht qualifiziertes Personal,
- das Geschirrabräumen durch Reinigungspersonal und die damit versäumte Kontrolle über die tatsächlich zugeführte Essensmenge,
- je nach Krankenhaus und Verpflegungssystem viele weitere Mängel bezüglich der Essensqualität, ...

An dieser Stelle soll auch erwähnt werden, daß ein falsches Eßverhalten nicht zuletzt aus einem Mangel an Zuneigung, aus Einsamkeit, Kummer oder anderen psychischen Ursachen heraus resultieren kann. Doch auch hier müssen dem betreuenden Personal die Grundkenntnisse der Ernährungslehre bekannt sein, damit es entsprechende Hilfestellungen geben kann.

Was sind Lebensmittel?

Zu den Lebensmitteln zählen die **Nahrungsmittel** und die **Genußmittel** wie Tee, Kaffee, Gewürze, Tabak und Alkohol. Die Nahrungsmittel gliedert man weiter auf in *Wirkstoffe* (Vitamine und Mineralstoffe), *Ballaststoffe*, *Farb-*, *Duft-* und *Geschmackstoffe* sowie die eigentlichen **Nährstoffe**. Nach der Verwendung teilt man die Nährstoffe wiederum in *Brennstoffe* (Fette und Kohlenhydrate) und *Baustoffe* (Eiweiß, Wasser und Mineralstoffe) ein.

12.1 Nährstoffbedarf

Der Organismus kann die Nährstoffe zu Kohlendioxid und Wasser abbauen. Hierbei wird Energie frei, die zum Teil in Form von energiereichen Verbindungen, z. B. ATP, konserviert oder zur Aufrechterhaltung der Körpertemperatur als Wärmeenergie abgegeben wird. Diese bei der Verbrennung freigesetzte Energie bezeichnet man als physiologischen Brennwert der Nahrungsbestandteile. Er beträgt für

1 g Kohlenhydrate	17 kJ	(4,1 kcal)
1 g Fett	39 kJ	(9,1 kcal)
1 g Alkohol	30 kJ	(7,0 kcal)
1 g Eiweiß	17 kJ	(4,1 kcal)

Beim Abbau der Eiweißmoleküle werden die Kohlenstoff-Ketten in den Citronensäurecyclus eingeschleust und weiter zu CO_2 und H_2O verbrannt. Daneben entstehen auch stickstoffhaltige Substanzen wie Harnstoff und Kreatinin. Diese können aber von dem Organismus nicht weiter verwertet werden, so daß der physiologische Brennwert der Proteine gleich dem der Kohlenhydrate bei 17 kJ pro Gramm liegt.

Der minimale Energieverbrauch eines erwachsenen Menschen im Liegen, bei völliger Ruhe und einer Zimmertemperatur von 20 °C nennt man **Grundumsatz**. Er liegt zwischen 6300 und 7000 kJ (1500–1700 kcal) am Tag. Abhängig von Alter, Geschlecht, Körperoberfläche, Klima und Arbeitsleistung addiert man weitere Energiebeträge zum Grundumsatz und errechnet den täglichen Gesamtenergieverbrauch. Hierbei gilt, daß Kinder und Jugendliche einen relativ höheren, Frauen und ältere Menschen einen geringeren Energiebedarf aufweisen. Weitere Personengruppen mit einem höheren Energieverbrauch sind Schwangere, Stillende sowie Menschen, die vermehrt schwitzen (Klima, Fieber!) oder schwer körperlich arbeiten.

Gerade der letzte Punkt wird oft überschätzt, so daß unverhältnismäßig viel Energie mit der Nahrung zugeführt wird.

12.2 Ausnutzung der Nahrung

Unabhängig von der Energiebetrachtung ist immer eine ausgewogene **Mischkost** zu empfehlen. Eine einseitige fett-, kohlenhydrat- oder eiweißbetonte Ernährung schmeckt nicht und birgt große Gefahren.

So sollen die mit der Nahrung zugeführten Eiweißmoleküle vorwiegend der körpereigenen Proteinsynthese dienen. Dies ist abhängig von

- der Menge des Proteins (Richtwert: 1 g/kg Körpergewicht),
- der biologischen Wertigkeit des Nahrungeiweißes und
- der ausreichenden Zufuhr von Brennstoffen.

Biologisch hochwertiges Eiweiß ist in der Aminosäurenzusammensetzung dem menschlichen sehr ähnlich. Die Wertigkeit ist definiert als die Anzahl von Gramm Körpereiweiß, die durch 100 g Protein eines Nahrungsmittels aufgebaut werden können. Tierisches Eiweiß ist deshalb wertvoller als pflanzliches. Da eine Speicherung von Aminosäuren praktisch nicht gegeben ist, limitiert schon der Mangel an einer einzigen Aminosäure den Ausnutzungsgrad des Nahrungsmittels. So beträgt zum Beispiel der prozentuale Anteil des Weizenmehleiweißes an der Aminosäure Lysin nur 2%. Menschliches Protein besitzt im Durchschnitt einen Lysin-Gehalt von 6%. Dies bedeutet, daß nur ein Drittel der Aminosäuren des Weizenmehleiweißes zur Proteinsynthese genutzt werden kann. Der Ausnutzungsgrad beträgt 33%. Die restlichen Aminosäuren können als Baustoffe nicht genutzt werden und werden deshalb abgebaut. Nur die zusätzliche Zufuhr von Lysin – eine rein theoretische Überlegung – kann die biologische Wertigkeit weiter erhöhen. In der Regel empfiehlt es sich daher, verschiedene Eiweißträger in der Nahrung zu kombinieren und so einen möglichst hohen Ausnutzungsgrad des Proteingemisches zu erreichen.

Bei einer *eingeschränkten Nierenfunktion*, Niereninsuffizienz, muß man die Eiweißzufuhr drastisch drosseln – oft nur 40 g pro Tag. Dadurch kann das Anfluten der beim Aminosäurenabbau entstehenden *harnpflichtigen Substanzen* so gering als möglich gehalten werden. Die Patienten erhalten in diesem Falle eine **eiweißarme Diät**, deren Ausnutzungsgrad fast 100 % beträgt, z. B. die Kartoffel-Ei-Diät, die Giovanetti Diät o. a.

Eine *Leberinsuffizienz* gebietet dieselbe strenge Eiweißreduktion. Hier ist zwar nicht die Ausscheidung der harnpflichtigen Substanzen gestört, sondern die Synthese durch die erkrankte Leber. Der Stickstoff der Aminosäuren wird alternativ zu Ammoniak (NH_3) umgebaut. Dieser ist aber schon in Konzentrationen über 50 µmol/l für das Zentralnervensystem toxisch und führt schließlich zur Bewußtlosigkeit.

Der anorganische Stickstoff aus der Luft, dem Boden oder Dünger kann nur von Pflanzen und wenigen Einzellern in organische Verbindungen eingebaut werden. Die anderen Organismen sind deshalb von den Pflanzen als Nahrungsbestandteil abhängig. Der Ausnutzungsgrad ist allerdings aufgrund der Zusammensetzung für den Menschen nur gering. Eine streng vegetarische Kost kann daher zu Eiweißmangelerscheinungen führen. Das speziell für Vegetarier konzipierte Nährstoffgemisch, das Textured-Vegetable-Protein, stellt eine ausreichende Eiweißzufuhr sicher. Es beinhaltet einen hohen Anteil des biologisch wertvollsten Pflanzeneiweißes der Sojabohnen.

Eine ungenügende Eiweißzufuhr führt zum Abbau körpereigener Proteine. Dies geschieht auch, wenn der Bedarf an Brennstoffen mit der Nahrung nicht ersetzt wird. Die Eiweißmoleküle müssen zur Deckung des Energiebedarfs verbrannt werden. Im gleichen Zeitraum werden dann mehr Proteine abgebaut als gleichzeitig neue synthetisiert werden. Eine *katabole* Stoffwechsellage ist eingetreten.

Laborchemisch findet man eine niedrige Serumeiweißkonzentration. Diese wiederum bedingt einen erniedrigten kolloidosmotischen Druck, der zusammen mit Elektrolytverschiebungen und Störungen im Hormonhaushalt zur Ödem- und Aszitesbildung führt. Weit mehr als die Hälfte der Weltbevölkerung leidet unter den Symptomen, die durch unzureichende Nahrungszufuhr verursacht werden.

Als Faustregel gilt: *Eiweißzufuhr immer mit Brennstoffzufuhr kombinieren*! Dies gilt selbstverständlich auch für die parenterale Ernährung (Infusionstherapie).

12.3 Sättigungswert

Zwei wesentliche Momente einer Mahlzeit sind der durch die Sinnesorgane wahrnehmbare Eindruck (Geruch, Geschmack und Art der Zubereitung – das Auge ißt mit) und der Sättigungswert. Beides sind sehr subjektive Werte. Eine entsprechende Auswahl der Nahrungsmittel unter Berücksichtigung der individuellen Wünsche macht eine Kost schmackhaft.

Situationen und Erlebnisse wie Trauer, Ärger, Ekel, aber auch Krankheit oder intensive Arbeit können den Hunger vermindern oder auch das Gegenteil bewirken. Konflikte, Probleme im zwischenmenschlichen Bereich, Angst, unerfüllter Ehrgeiz, Habsucht, Liebesentzug oder Langeweile können eine gesteigerte Nahrungszufuhr nach sich ziehen; Schlagwort: orale Triebbefriedigung.

Physiologischerweise scheinen Dehnungsreize der Magenwand das Sättigungsgefühl auszulösen. Entsprechend sollte der Ernährungsplan einen ausreichenden Anteil von Fetten und Ballaststoffen aufweisen, da diese länger im Magen verweilen und somit besser sättigen. Lähmend auf das Appetitgefühl wirken Tee, Kaffee, Kakao und Nicotin (was Raucher gerne hervorheben). Ein übermäßiger Kaffee- oder Teegenuß, Zigaretten oder gar Appetitzügler zur Regulation des Körpergewichts verbieten sich angesichts der erheblichen Risiken, die diese Maßnahmen mit sich bringen. Folgende Ratschläge sollten bei einer Abmagerungsdiät beachtet werden:

- Reduktion der täglichen Energieaufnahme,
- eine eiweißreiche Mischkost schmeckt besser,
- normale Zufuhr von Vitaminen und Mineralstoffen,
- reichlich Wasser und unverdauliche Ballaststoffe (Obst, Gemüse),
- mehrere kleine Mahlzeiten
- Zubereitungstechniken bevorzugen, die kein Fett benötigen (z. B. Grillen, Kochen im Dampfkochtopf, in Teflonpfannen und im Römertopf)
- übermäßigen Fettanteil meiden (0,8 g pro kg Idealgewicht)
- Vorsicht vor verstecktem Fett
- Meiden von Alkohol (1 g = 30 kJ); er verhindert als energiereiches Nahrungsmittel den Abbau überschüssiger Fette).

Die „Jouletabellen“ (Kalorientabellen) und Austauschtabellen helfen dem Interessierten, energiearme und preiswerte Nahrungsmittel auszusuchen. Beherrscht er zusätzlich die Kunst, die Speisen ansprechend zu garnieren, zu servieren und zu genießen, so wird er nie wieder eine „Hungerkur“ durchführen müssen.

12.4 Verdauung und Absorption

Die Nahrung wird im Mund zerkleinert, mit den Verdauungssäften vermischt, dabei durch Enzyme aufgespalten und von der Darmschleimhaut aufgenommen (Absorption). In den Darmzellen werden langkettige Fettsäuren und Cholesterin zu Chylomikronen zusammengelagert und an das Lymphsystem abgegeben. Kurzkettige Fettsäuren sowie die Aminosäuren, Monosaccharide, Mineralstoffe und Vitamine werden in die Blutgefäße weitergeleitet. Sie werden über die Pfortader zu dem zentralen Stoffwechselorgan, der Leber, transportiert. Hier wird der Glucosespiegel des Serums reguliert, Glycogen und Mineralstoffe gespeichert, biogene Amine und körpereigene Proteine aufgebaut oder zu Harnstoff abgebaut, Fettsäuren und Glucose verbrannt, die Gallenflüssigkeit hergestellt und mit ihr Stoffwechselabbauprodukte über die Gallenwege ausgeschieden. Tab. 7 zeigt die beteiligten Enzyme und ihre Wirkungsorte.

Tablle 7 Verdauungsenzyme

Syntheseort	Wirkstoff	Enzymatische Spaltung
Mund (Ohrspeicheldrüse)	Amylase	Stärke (Amylose)
Magen (Hauptzellen)	Pepsin	Polypeptide
Bauchspeicheldrüse	Trypsin	Polypeptide
	Chymotrypsin	Polypeptide
	Amylase	Stärke
	Lipase	Lipide
Dünndarm-schleimhaut	Lactase	Milchzucker (Lactose)
	Maltase	Malzzucker (Maltose)
	Peptidase	Eiweiße (Peptide)

13 Chemie und Umwelt

13.1 Kunststoffe

Kunststoffe sind makromolekulare Substanzen, die aus Einzelbausteinen, den Monomeren, künstlich hergestellt werden. Sie verdrängen die natürlichen Werkstoffe, wie Holz, Metall, aber auch Wolle und Baumwolle, da sie durch gezielte Syntheseverfahren entsprechend den jeweiligen Anforderungen nahezu ideale Eigenschaften aufweisen. Darüber hinaus sind sie preiswert, schnell und einfach herzustellen und weiterzuverarbeiten. Abhängig von dem Verhalten bei Temperaturänderung unterscheidet man Thermoplaste, Duroplaste und Elastomere. Thermoplaste sind lineare und verzweigte Moleküle, die bei Erwärmen verformbar bleiben. Im Gegensatz hierzu sind die nicht formvariablen Duroplaste stark vernetzte Makromoleküle. Wenig vernetzte Kunststoffe werden aufgrund ihrer elastischen Eigenschaft Elastomere genannt.

Eine andere Einteilung orientiert sich an den chemischen Reaktionsschritten. Entsprechend trennt man die Kunststoffe in Polymerisations-, Polykondensations- und Polyadditionsprodukte (s. Abschn. 5.2.6, S. 41 f). Tab. **8** zeigt einige Beispiele und ihre Verwendungsmöglichkeiten auf.

Bei Polykondensationsreaktionen lagern sich Monomere unter Ab-

Tabelle 8 Polymerisationsprodukte

Monomer/Polymer	Handelsname	Verwendungszweck
Ethen/ Polyethen	Hostalen	Folien, Rohre, Flaschen
Vinylchlorid/ Polyvinylchlorid	PVC, Hostalit	Fußböden, Rohre, Isoliermaterial
Styrol/ Polystyrol	Styropor, Luran	Verpackungsmaterial, Schaumstoffe
Acrylnitril/ Polyacrylnitril	Dralon, Orlon	Kunstfaser
Tetrafluorethan	Teflon	Beschichtung von Bratpfannen, Folien, Rohre
Methacrylsäure-methylester	Plexiglas	Sportgeräte, Gebrauchsgegenstände

spaltung von Wasser oder niederer Alkohole aneinander. Die Einzelbausteine können gleich- oder verschiedenartig sein, besitzen jedoch mindestens zwei funktionelle Gruppen. Die funktionellen Gruppen bilden die Bindungen zu den Nachbarmolekülen aus und bestimmen das Bauprinzip der Kunststoffe.

Tab. **9** zeigt einige Beispiele der prinzipiell ähnlich aufgebauten natürlichen und synthetischen Makromoleküle.

Tabelle 9 Natürliche und synthetische Makromoleküle

Naturprodukt	Kunststoff	Bindungsart	
Eiweiß	Polyamide (Nylon, Perlon)	Amid (Peptidbindung)	—C(=O)—N(H)—C—
Nucleinsäure	Polyester (Trevira, Diolen)	Esterbindung	—C(=O)—O—C—
Glycogen Stärke Cellulose	Polymerisate von Formaldehyd	Etherbindung	—C—O—C—

Während die natürlichen Makromoleküle ohne Rückstände wieder vollständig abgebaut werden können, trifft dies für die Kunststoffe nicht zu. Auch die Verbrennung ist mit Risiken verbunden, da häufig hochtoxische Verbindungen freigesetzt werden. Der Vorteil der langen Haltbarkeit der Gebrauchsgegenstände wird zum Nachteil im Hinblick auf die Abfallbeseitigung und die damit verbundene Umweltbelastung.

13.2 Farbstoffe

Farbe ist ein über die Netzhaut des Auges vermittelter Sinneseindruck. Die Nervenzellen wandeln dabei die Lichtenergie (elektromagnetische Strahlung) der Wellenlänge von 400 nm bis 800 nm in Nervenimpulse um.

Ein Gegenstand erscheint:

- farblos, wenn das Licht vollständig durch ihn hindurchtritt;
- schwarz, wenn das Licht vollständig absorbiert wird;
- weiß, wenn das Licht vollständig reflektiert wird;
- farbig, wenn ein Teil der Energie absorbiert, der Rest aber reflektiert wird.

Letztlich reflektieren alle Verbindungen Energie in Form elektromagnetischer Strahlung, jedoch lediglich jene Substanzen, die in dem für das menschliche Auge sichtbaren Bereich absorbieren, erscheinen farbig. Welche Wellenlänge absorbiert wird, hängt von dem Molekülaufbau des Farbstoffs ab.

In erster Näherung gilt, daß Farbstoffe sichtbares Licht besser absorbieren, je mehr Doppelbindungen sie aufweisen. Bei der Absorption kann die energiearme Strahlung lediglich delokalisierte π-Elektronen auf höhere Energiniveaus „anheben" (s. Abschn. 2.3, S. 10).

Ein Beispiel für eine natürliche, mehrfach ungesättigte, farbige Verbindung ist das β-Carotin. Es kommt in der Tomate, Mohrrübe, roten Paprika, Aprikose, Weizen und anderen Pflanzen vor. In der Leber wird es oxidativ zu zwei Molekülen Vitamin A gespalten. In der Netzhaut löst die Lichtenergie den Sehvorgang aus, indem der Alkohol, Vitamin A, zum Aldehyd-Derivat weiteroxidiert wird. Ein Mangel an Vitamin A äußert sich unter anderem durch die Nachtblindheit.

Die künstlichen Farbstoffe leiten sich von aromatischen Verbindungen ab, wie z. B. die Anilin- und Anthracen-Derivate. Einige Vertreter sind einerseits aufgrund ihrer überragenden färbertechnischen Eigenschaften, andererseits auch als krebsauslösende Substanzen bekannt geworden (s. Abschn. 13.5, S. 136).

In der Medizin sind Indikatorfarbstoffe eine große Hilfe in der Diagnostik. Sie sind auf Teststäbchen aufgetragen, mittels derer pH-Messungen und Konzentrationsbestimmungen orientierend und schnell durchgeführt werden können.

Bei Kontakt mit dem Untersuchungsmaterial (Urin, Serum) verändern die chemischen Reaktionsabläufe die π-Elektronensysteme der Farbstoffe und damit auch die Lichtabsorption. Ein falsches Ergebnis erhält man durch zu langes Eintauchen. Dadurch werden Reagens und Farbstoffe ausgewaschen.

13.3 Waschmittel

Waschmittel sind ein Gemisch aus Seife (15 %), Enthärter (30–40 %) sowie „Hilfsstoffen", wie Bleichmittel (20–30 %), Enzyme, Geruchsverbesserer und Stabilisatoren (15 %).

Seifen sind Salze unverzweigter Fettsäuren. Die früher verwendeten verzweigten Fettsäurereste der Seifen konnten von den Mikroorganismen nicht oder nur sehr langsam abgebaut werden. Dies führte zu Schaumbergen auf vielen Gewässern.

Die festen Natriumsalze werden auch Kernseife genannt, während die Kaliumseifen aufgrund ihrer Konsistenz auch als Schmierseife bekannt sind. Die Seife dringt mit ihrem unpolaren Ende in die wasserunlöslichen Schmutzpartikel und stellt über die nach außen ragende Säuregruppe die Verbindung zu dem Waschwasser her. Diese Waschwirkung wird ganz erheblich durch die Härte* des Wassers

* 14 Grad deutscher Härte = 2,5 mmol Calciumoxid pro l Wasser

beeinträchtigt. Diese wiederum ist abhängig von der Konzentration an Calcium- und Magnesium-Ionen im Wasser. Sie bilden mit den Seifen schwerlösliche Kalkseifen, die ausfallen oder sich auf den Textilfasern ablagern. Aus diesem Grund sind den Waschmitteln Enthärter zugesetzt. Sie binden die Ionen in wasserlöslichen Komplexen. Außerhalb der Waschmaschine stellen die Enthärter allerdings ein erhebliches Umweltproblem dar. Aufgrund des hohen Phosphatgehaltes fördern sie als Düngemittel das Wachstum der Algen, vor allem in ruhenden Gewässern. Der Abbau der abgestorbenen Algen durch Mikroorganismen geht mit einem enormen Sauerstoffverbrauch einher. Der Sauerstoffmangel kann schließlich zum Massensterben der Fische führen. Bei den weiteren, vor allem anaerob verlaufenden Fäulnisprozessen werden übelriechende Gase frei, wie z. B. Ammoniak und Schwefelwasserstoff-Gas.

Zwischenzeitlich hat die Waschmittelindustrie reagiert und bietet – wenn auch deutlich teurer – phosphatfreies Waschmittel an.

Die biologische Aktivität eines Waschmittels beschränkt sich auf die Anwesenheit von Enzymen. Sie helfen, die Wäsche von eiweißhaltigen Verunreinigungen zu säubern. Obst-, Gemüse- oder Rotweinflecken lassen sich durch die Seifen allein nicht entfernen. Hierzu sind den Waschmitteln Bleichmittel zugesetzt, die zusammen mit den „optischen Aufhellern" den Weißheitsgrad der Wäsche erhöhen. Dieser zuletzt genannte Effekt wird dadurch erreicht, daß eine Substanz UV-Strahlung absorbiert und als sichtbares blaues Licht wieder abstrahlt. Diese bläuliche Tönung wird vom Auge weißer empfunden als normale Weißnuancen, d. h. die Aufhellung beruht auf eher suggestiven Wirkungen der Waschmittel.

13.4 Chemischer Pflanzenschutz

Zur Sicherung der Nahrungsmittelproduktion stellt die chemische Industrie Dünge- und Pflanzenschutzmittel zur Verfügung. Damit werden in den Industriestaaten riesige Monokulturen gezüchtet, die möglichen Schädlingen einen nahezu unbegrenzten Lebensraum eröffnen. Eine einmal stattgefundene Infektion des Anbaugebietes führt zu entsprechend großen Mißernten. 1970 z. B. wurde ein Großteil der Kartoffelernte der Bundesrepublik Deutschland durch ein Virus vernichtet. Der Ausfall konnte durch Importe, unter anderem aus Indien (!), kompensiert werden. Analoge Beispiele sind auch aus den USA, Kanada und der Sowjetunion bekannt. Entsprechend werden die Schädlinge als „Todfeinde" angesehen und jährlich Millionen Tonnen von Unkraut-, Pilz- und Insektenvernichtungsmittel produziert.

Diese Pflanzenschutzmittel sind für den Menschen nicht ungefährlich. Die Schwierigkeit besteht darin, selektiven, d.h. ausschließlich auf die Schädlinge ausgerichteten Pflanzenschutz zu betreiben. Darüber hinaus werden einige Verbindungen so langsam abgebaut, daß die Konzentration in den Organismen über die Nahrungskette Pflanze – Tier – Mensch ständig ansteigt.

Am Beispiel des seit 1970 in der Bundesrepublik Deutschland verbotenen Insektizids DDT (Dichlor-diphenyl-trichlorethan) sei diese Anhäufung näher erläutert. DDT ist in geringen Dosen ein starkes Kontaktgift für Insekten und primär für Säugetiere und Menschen nicht toxisch. Auf der Pflanze haftet es gut, da es nicht wasserlöslich ist und kaum verdampft. Darüber hinaus wird es nur sehr langsam abgebaut, so daß es nur zweimal im Jahr angewendet werden muß. Nach dem weltweiten Gebrauch gibt es keinen Organismus, der nicht mit DDT in Kontakt gekommen ist. Selbst in Gebieten, in denen es nie benutzt worden ist, wie z.B. in der Antarktis, konnte es in den Tierkörpern nachgewiesen werden. Da es nur extrem langsam abgebaut wird, reichert es sich im Fettgewebe und fettreichen Organen an. Heute wird DDT lediglich in Seuchengebieten angewendet. Nur so lassen sich flächendeckend die durch die Insekten übertragenen Krankheiten verhindern. Die Anwendung dieses und anderer chlorierter Kohlenwasserstoffe ist in letzter Zeit eingestellt oder zumindest stark eingeschränkt, obgleich es bis heute keine festgesetzten Höchstgrenzen für diese Substanzen gibt.

Andere schnell abbaubare **Insektizide**, wie die Phosphorsäureester (z.B. Parathion = E 605) reichern sich nicht über die Nahrungskette an. Sie besitzen allerdings ein weites Wirkungsspektrum und rotten nicht nur die Schädlinge aus. Phosphorsäureester werden auch als Kampfstoffe benutzt. Einige „Handelsnamen" sind Tabun, Sarin, Soman. Unerwähnt kann in diesem Zusammenhang auch nicht die Tatsache bleiben, daß die gleichen Unkrautvernichtungsmittel, die die Erträge von Ackerland so gewaltig steigern können, in Vietanam als „Entlaubungsmittel" die gesamte Vegetation und damit auch die Tierwelt zerstört haben.

13.5 Cancerogene Substanzen

Cancerogene Substanzen sind Stoffe, die beim Menschen bösartige Tumoren erzeugen. In den 70er Jahren sind in der Bundesrepublik Deutschland 20% der Bevölkerung an Krebs gestorben. Die Krebszellen wachsen unkontrolliert, zerstören das Nachbargewebe (Infiltration), wandern mit Lymph- und Blutflüssigkeit in andere Organe und bilden dort Tochtergeschwülste (Metastasierung). Diese bösartige Entartung der Zellen kann durch energiereiche Strahlung, wie UV-, Röntgen- oder radioaktive Strahlen hervorgerufen werden. Daneben lösen im Tierversuch auch Parasiten und Viren direkt oder über Stoffwechselprodukte ein Tumorwachstum aus. Der überwiegende Teil der Krebsgeschwülste wird jedoch durch Chemikalien verursacht. Genaue Zahlen sind aufgrund folgender Schwierigkeiten nicht zu erheben:

- Oft liegen zwischen dem Einwirken einer Substanz und dem Auftreten der Erkrankung mehr als 10 Jahre.
- Es besteht kein Zusammenhang zwischen der cancerogenen Wirkung und der Giftigkeit einer Verbindung.
- Andere, selbst nicht krebserregende Stoffe begünstigen den Einfluß der Tumorentstehung.
- Die Ergebnisse aus Tierversuchen lassen sich nicht eindeutig auf den Menschen übertragen.

Letztlich stammen die heutigen Erfahrungen von Unglücksfällen und Berufskrankheiten her, bei denen sich ein eindeutiger Zusammenhang zwischen der Aufnahme der Substanz und der Erkrankung ergab. So wurde bei Teerarbeitern, Schornsteinfegern und Heizern vermehrt Hautkrebs beobachtet. Arbeiter in der Farbstoffindustrie, die mit Anilin-Abkömmlingen in Kontakt kamen, erkrankten häufiger an Blasentumoren. Das in der Kunststoffindustrie verwendete Vinylchlorid erzeugt Lungenkrebs. Die bekannteste Ursache für Lungentumore sind die aromatischen Kohlenwasserstoffe, wie 3,4-Benzpyren und 1,2-Benzanthracen, die im Tabakrauch und den Abgasen von Dieselmotoren vorkommen. Tab. **10** listet die für einige Tumoren angeschuldigten Cancerogene auf.

Tabelle 10 Cancerogene Substanzen

Tumorart	Verursachende Substanzen
Lungentumor	Asbest, Benzpyren, Benzanthracen (Tabak) Beryllium (?), Chromat, Nickelsalze (Galvanisierung), „Smog“, Senfgas, Vinylchlorid u. a.
Lebertumor	Tetrachlorkohlenstoff (Lösungsmittel), Thoriumoxid (Thorotrast, ehemaliges Kontrastmittel), Vinylchlorid u. a.
Leukämie	Benzol-Derivate (Lösungsmittel), Benzpyren (Tabak), Thoriumoxid (Thorotrast, s. o.), Röntgenstrahlen u. a.
Blasentumor	Anilin-Derivate und Benzidin (Farbstoffindustrie) u. a.
Magentumor	Nitrosamine, Bakterien (?)
Nierentumor	Phenacetin (Substanz in vielen Schmerzmitteln)
Knochentumor	Beryllium (?)
Hauttumor	Benzanthracen (Teer, Ruß, Dachpappe) u. a.

Quellenverzeichnis

[1] Siegenthaler, W. (1987), Klinische Pathophysiologie, Georg Thieme Verlag, Stuttgart, New York.
[2] Aus dem Pathologischen Institut der Joh. Gutenberg Universität Mainz, Direktor: Prof. Dr. W. Thoenes.
[3] Siegenthaler, W. (1988), Differentialdiagnose innerer Krankheiten, Georg Thieme Verlag, Stuttgart, New York, 23.24.
[4] Rudolph, J. (1971), Knaurs Buch der modernen Chemie, Droemersche Verlagsanstalt Th. Knaur Nachf., München, Zürich, 118.
[5] in [4], 276.
[6] Dickerson, R. E., Geis, I. (1990), Chemie – eine lebendige und anschauliche Einführung, Verlag Chemie, Weinheim, Deerfield Beach, Florida, Basel, 321–325.
[7] Thurn, P., Büchler, E. (1992), Einführung in die Röntgendiagnostik, Georg Thieme Verlag, Stuttgart, New York, 429.
[8] in [7], 125.
[9] Aus dem Institut für Klinische Strahlenkunde der Joh. Gutenberg Universität Mainz, Direktor: Prof. Dr. M. Thelen.
[10] Bessis, M., Weed, R. I., Leblond, P. F. (Herausgeb.) (1973), Red Cell Shape, Physiology, Pathology, Ultrastructure, Springer Verlag, Berlin, Heidelberg, New York.
[11] Löffler, G., Petrides, E., Weiß, L., Harper, H. A., (1988), Physiologische Chemie, Springer Verlag, Berlin, Heidelberg, New York, 811.
[12] Fredrickson, D. S., Lees, R. S. (1965), A System for Phenotyping Hyperlipoproteinemia, Circulation **31**, 321–329.
[13] Schlierf, G., Oster, P. (Herausgeb.) (1980), Risikofaktoren, Deutscher Ärzteverlag, Köln-Lövenich, 167.

Sachverzeichnis

A
Absorption 84, 131
Absorptionsspektroskopie 10
Abwehrkörper 103
Aceton 75
Acetyl-CoA 86ff, 111
Acetylen s. Ethin 70
Acetylglucosamin 83
Acetyl-Rest 83
Acidose 47f
Acrylnitril 132
Additionsreaktion **39**
Adenin 120
Adenosindiphosphat (ADP) 85, 87
Adenosinphosphat (AMP) 84f
Adenosintriphosphat (ATP) 81, 84ff
Adipositas 126
ADP s. Adenosindiphosphat 85, 87
Aerosol 27
Aethan s. Ethan 70
Agammaglobulinämie 106
Aktivierungsenergie 36, **38**, 63
aktivierte Essigsäure **86ff**
Alanin 92
Albumin **103f**
Aldehyd **75**
Aldose 79
aliphatisch 69
Alkalimetalle 18, **52ff**
Alkalisierung des Harns 124
Alkalose 47f
Alkohol 70, **73f**
– Gruppe 73
Aluminium 13
Amalgam 62
Amidbindung 133
Amin 75
Amino-Gruppe **74**, **91**, 93
Aminosäure **91ff**
– Abbau 95
– aliphatische 92
– aromatische 93
– basische 93
– essentielle 91
– gerade 92
– heterocyclische 93
– neutrale 92
– Pufferfunktion 93
– saure 92
– schwefelhaltige 93
– Stoffwechsel 94
– verzweigte 92
Amino-Verbindung 74f
Aminozucker 94
Ammoniak 22, 95, 129, 135
Ammonium-Ion 75
Amylase 84, 131
Amylopektin 83
Amylose 83
Analyse 35f
Anilin 134, 137
Anion 19, 59
Anode 38, 103
Anthracen 72, 134
Antibiotika 91
Antigen-Antikörper-Reaktion 103, 106
Antikörper 6, **103**
Antithrombin III 104
Apoenzym 63
apolares Lösungsmittel 109
Arachidonsäure 110f
Arginin 92, 119
Argon 13
aromatisch 69
Arsen 13
Asparaginsäure 92
Asbest 137
asymmetrisches Kohlenstoff-Atom 91f
Aszites 32f
Atombau **1ff**, 8, 11
Atombindung 18, **20**
Atomgewicht 31
Atomhülle **1f**, 9
Atomkern **1ff**, 8f
Atommasse 3, 31
– absolute, relative 3
ATP s. Adenosintriphosphat 81, 84ff, 127
Aussalzen 102
Ausnutzungsgrad der Nahrung 128
Avogadrosche Konstante 30

B
Barium 13, **54**
– Sulfat 54, 56
Base **45**, 73
Bence-Jones-Protein 106
Benzanthracen 137
Benzidin 137
Benzol 71 f, 109, 137
Benzpyren 137
Benztraubensäure 85, 88
Beryllium 137
Bilirubin 84
Bindung, **18 ff**
– π-, σ- 68 f
biogene Amine 94 f
biologische Oxidation 57, **86 f**
biologischer Katalysator s. Enzyme 56, **63 ff**, 100
Blei **61**
Bluteiweiß **31 f**
– Moleküle, Konzentration 31
Blutgruppeneigenschaft 83
Bluthochdruck, Diät 126
Bor 13, **62**
– Salbe, Wasser 62
Brennwert, physiologischer 127
Brom 13, **62**
Butadien 70
Butan 70
Butanol 70
Buten 70
Butin 70
Butyl 70

C
Cadmium 13, **62**
Calcitonin 54
Calcium 13 f, **54**
– Carbonat 54
– Ionen 135
– Stoffwechsel 54 f
– Sulfat 54
cancerogene Substanzen **136 f**
Carbonsäuren 76
Carboxy-Gruppe **91**, 93, 110
β-Carotin 134
Cellobiose 82
Cellulose 83, 133
Chalkogene s. Erzbildner 18
chemische Bindung 9, **18 ff**, 35
chemische Kampfstoffe 62, 136
chemische Reaktion **35 ff**
chemischer Pflanzenschutz **135 ff**
chemisches Gleichgewicht **43 ff**
Chlor 13, 31, **59**
Chloroform s. Trichlormethan 73, 109
Chlorwasserstoff s. Salzsäure 59
Cholesterin **112 f**, 116
– Stein 112
Cholinesterase 104
Cholsäure 113
Chrom 13
Chromat 137
Chromatographie 114
Chromosom 119
Chylomikronen **114 f**
Chymotrypsin 131
Citronensäurecyclus **86 f**
Cobalamin s. Vitamin B 12 59
Coenzym 63, 86
Coenzym-A (CoA) 86, 112
Coeruloplasmin 58, 104, 107
– Mangel 58
C-reaktives Protein 104
Creatin s. Kreatin 94
Creatinkinase (CK) 65
cycloaliphatisch 69
– Kohlenwasserstoffe 71
Cyclohexan 71
Cystein 92
Cytosin 120 f

D
Darm 55, 115, 131
DDT s. Dichlordiphenyltrichlorethan 72, 136
Decarboxilierung 94
delokalisierte Elektronen 21, 134
Denaturierung 100
Desoxiribose **81**, 119
Desoxiribonucleinsäure (DNA) 94, **120**
Dextrose 81
Diabetes mellitus 76, **88**, 126
Diät **126**
Dialyse s. künstliche Niere 30
Diamant 67 f
Diarrhoe s. Durchfallerkrankung 84
Dichlordiphenyltrichlorethan (DDT) 72, 136
Diethylether 74
Diffusion **27 f**
Dihydroxyphenylalanin (DOPA) 95
Dipeptid 94
Dipol 22
– Molekül 51
Disaccharide **82**

Dissoziation **39**, 51
– elektrolytische 39
– thermische 39
Dissoziationsgrad 39, 45
Diurese 53
Diuretika 53
DNA s. Desoxyribonucleinsäure 94, **120**
DOPA s. Dihydroxyphenylalanin 95
Dopamin 95
Doppelbindung 37, 39, **68f**
Drehung der Polarisationsebene 81
Dreifachbindung 39, 68f
Durchfallerkrankung 84
Duroplaste 132
Dysproteinämie 107

E
Edelgase 8f, 18
Edelgaskonfiguration 8
Eisen 13, 20, 40, **56f**
Eisen(II)-oxid 40
Eisen(III)-oxid 40
Eisenmangel 57
– Anämie 58
Eiweiß **133**
– biologische Wertigkeit 128
– fibrilläres, globuläres 99
– Mangel 33
Elastomere 132
Elektrolyse 39
Elektrolyt 30
Elektronegativitätskonzept 19
Elektronen **1f**, **9ff**
– Abgabe 40
– Affinität 20
– Aufnahme 40
– delokalisierte 21, 134
– Empfänger 19, 40
– Gas 20
– Konfiguration **9ff**, 18
– Paar, freies 75
– Schale 9ff
– Spender 19, 40
– Übertragung 40
Elektrophorese 102f, 114
Element 8f, 13
Eliminierungsreaktion 39
Emissionsspektroskopie 10f
Emulsion 27
Enantiomere 91f
endotherm 35f
Energiequant 10
energiereiche Bindung 84
Energiestufe 10ff
Entropie 28
Enzyme 56, **63ff**, 100
– Aufgaben 64
– Spezifität 63
– Wirkungsweise **63f**
Enzymdiagnostik **65**
Erdalkalimetalle 18, **54**
Erdmetalle 18
Erhaltungssätze 35
Ernährung **126**
Erzbildner 18
essentielle Aminosäuren 91
essentielle Fettsäuren 110
Ester 74
– Bindung 111, 133
Ethan 70
Ethanol 70, 73
Ethen 70f, 132
Ether 73f, 109
– Bindung 133
Ethin (Acetylen) 70
Ethylchlorid s. Monochlorethan 73
Ethylen s. Ethen 70
Ethyl-Rest 70
exotherm 35f
Exsudat 33
Extrazellularraum 26

F
Farbindikator 46
Farbstoff **133f**
Ferritin 57
α_1-Fetoprotein 104
Fette s. Lipide **109ff**
Fettoxidation 57
Fettsäure 76, **110ff**, 134
– essentielle 110
– gesättigte, ungesättigte 110
Fettsäurestoffwechsel, **111f**
– Abbau 111f
– Synthese 111
Fibrin 100
Fibrinogen 101, 104
Flammenspektrophotometrie 14
Flüssigkeitsräume 26
Fluor 13, 20, **61**
– Wasserstoff 59
Flußsäure s. Fluorwasserstoff 59
Formaldehyd **75**
– Polymerisate 133
Formalin s. Formaldehyd 75
freies Elektronenpaar 75
Frigen s. Difluordichlormethan 73

Fruchtzucker s. Fructose 81 f
Fructose **81 f**

G
Galactose **81 f**
Galactosamin 83
Gallensäure **112 f**
Gallensteinleiden 126
Gen 119
genetische Information 120
Genußmittel 127
Gewebshormone 95
Gicht s. Hyperuricämie 124
– Diät 126
Gips s. Calciumsulfat 54
Globulin **99 f**, 104
– α_1-, α_2-, β-, γ- 99 **104 f**
Gluconeogenese **88**, 96
Gluconsäure 83
Glucosamin 83
Glucose **80 ff**
– Abbau s. Glykolyse **85 ff**
– Strukturformel 80
Glucuronsäure 83
Glutamat-Oxalacetat-Transaminase (GOT) 63
Glutaminsäure 92, 95
Glycerin **74**, 79, 110
Glycerinaldehyd 79
Glykoprotein 83
Glykosidbindung 82
Glykogen 83, 133
Glykolyse **85 ff**
Gold 13
GOT s. Glutamat-Oxalacetat-Transaminase 63
Grammatom 31
Graphit 67 f
Grundumsatz 128
Guanin 120 ff

H
Hämoglobin 57, 94, 96, **98**
Hämolyse 30
Hämosiderin 57
Halbacetal 80
Halbwertzeit 5
Halogene 18, **59**, 72
halogenierte Kohlenwasserstoffe **72 f**
Halothan s. 2,2,2-Trifluor-1-chlor-1-brom-ethan 73
Haptoglobin 104, 107
harnpflichtige Substanzen 129
Harnsäure 123
– Stoff 95, 128
Hauptgruppe **8 f**
Helium 4, 8 f, 13
Helix 97
Heptose 79
Herbizide 72
Hexan 70
Hexanol 70
Hexen 70
Hexin 70
Hexose 79
Hexyl-Gruppe 70
Histamin 95
Histidin 93, 95, 119
Histone 119
homöopolare Bindung 20
Hydratation **23**
Hydrathülle **23**, 51
Hydrogencarbonat-Ion 67
Hydrogenium 2
Hydroxylysin 93
Hyperlipidämie **115 ff**
– Diät 117, 126
– Einteilung 116
hyperosmolares Koma 88
hyperton 29
Hyperuricämie **124**
– primäre, sekundäre 124
– Diät 124
hypoglykämisches Koma 88
hypoton 29

I
Immunelektrophore 103, **105**
Immunglobulin **103 ff**
– A (IgA), D (IgD), E (IgE), G (IgG), M (IgM) 104
Indikatorfarbstoff 134
Insektizide 72, 136
Insulin 85, 88, 100
– Mangel 88
Interstitium 26
Intravasalraum 26
Intrazellularraum 26
Iod 5, 13, **60 f**
– Allergie 61
Iodoform s. Triiodmethan 73
Iodzahl 110
Ionenbindung 18, **19 f**
Ion-Ion-Reaktion 39
Isoenzym 65
isoton 29
Isotop 2 f, 5

K
Kalium 12, **14**, 20, 52, **53**
Kalkseife 135
Kalkstein s. Calciumcarbonat 54
Kanzerogene s. Cancerogene **136**
Kariesprophylase 61
katabol 129
Katal 65
Katalysator **38f**
Kathode 38
Kation 19
Keratin 101
Kernladungszahl 2, 8
Kernseife 134
Kernspin **15**
Kernstrahlung 3ff
Ketoacidose 76, 89
Keton **75**
– Körper 87
α-Ketosäure 95f
Ketose 79
Knallgasreaktion **35**, 38, 86
Knochen 54f, 61
Kobalt 13, **59**
Kochsalz 31, **39**, 53
kochsalzarme Diät 53
Kohlendioxid **47**, 67
Kohlenhydrat **79ff**
– Stoffwechsel **84f**
Kohlenmonoxid **67**
Kohlensäure **47**, 67
Kohlenstoff 2ff, 13, **67ff**
Kohlenwasserstoffe **69ff**
– aromatische 137
– gesättigte, ungesättigte 70
– Substitution **72f**
Kollagen 101
kolloid-osmotischer Druck **32**, 104
Kontrastmittel 55, 60
– Untersuchung 56
Konzentration **30f**
kovalente Bindung s. Atombindung **18**
Kreatin 94
Kreatinin 128
Kreatinkinase s. Creatinkinase 65
Krebscyclus s. Citronensäurecyclus **86f**
Krypton 13
künstliche Niere 30
Kumulation 61
Kunststoffe **132f**
Kupfer 13f, **58**

L
Lactase 84, 131
– Mangel 84, 126
Lactat 86f
– Acidose 88
Lactose **82**, 131
Lactulose 84
Laevulose **81**
Leberausfallkoma 95
Leberinsuffizienz 129
– Diät 126
Leberzirrhose 33
– Elektrophorese 107
Leucin 92
Linolsäure 110
Lipase 115, 131
Lipide **109f**, 131
– Absorption 115
– Aufbau, Funktion 109
– Trennung 113
lipophile Gruppe 109
Lipidelektrophorese 114
Lipoproteine **109**
– hoher Dichte (HDL), niederer Dichte (LDL) 114
– sehr niederer Dichte (VLDL) 113
Lipoproteine, -α_1-104, 107, 109, 114, 116
– präß- 114, 116
– β- 104, 114, 116
Lithium 8, 13, 20
Loschmidtsche Zahl 30
Lösung, echte **27**
– kolloidale 27, 31
Lysin 93, 119

M
Magnesium 13, 14, 54
– Ionen 135
Magnetresonanztomographie **15**
Makromolekül 24
Malaria 99
Maltase 131
Maltose **82**, 131
Malzzucker s. Maltose 82, 131
Mangan 13, **59**
Massenwirkungsgesetz **44**
Massenzahl **2f**
mehrwertiger Alkohol 73
Melanin 95
Metall **14**, 19
metallische Bindung 18, **20**
Methacrylsäureester 131
Methan 22, 70

Methanol 70
Methionin 93
Methyl-Gruppe 70
Milchsäure **86**
Milchzucker s. Lactose **82**, 131
Mineralstoffe **52ff**, 127
Mischkost 128
Mitochondrium 86f
Mol **30**
Molekül 18, **24**
Molekülmasse 31
Molekulargewicht 31
Molekularsieb 102
Monochlorethan **73**
Monochlorethen **71**
Monoglycerid 111
Monomer 41
Monosaccharid **81f**
Morbus Waldenström 106f
Morbus Wilson 58
Myoglobin 57, 94, 100
Myosin 101

N
Nachtblindheit 134
Nährstoff **127**
– Bedarf 127f
Nahrungskette **136**
Nahrungsmittel **127**
Naphthalin 72
Natrium 10, **14f**, 20, 31, **52f**
Natriumfluorid 61
Natrium-Kalium-Pumpe **52f**
Nebel 27
Nebengruppe **13**
Nebenschilddrüse 54
Neon 9f, 13
Neutralisationsreaktion **76**
Neutron **1ff**, 8
Nickel 13, 137
Niereninsuffizienz 129
– Diät 126
Nierensteinbildung 54, 76, 124
Nierenversagen 30
Nitro-Gruppe **74**
– Verbindung 74f
Nitrosamin 137
Nucleinase 123
Nucleinsäure (NA) **119f**, 133
– Aufbau 119f
– Aufgaben 120
– Abbau 123
Nucleolen **1ff**
Nucleotid 119ff

O
Ödem 33
OH-Ion **44ff**, 73
OH-Gruppe s. Alkohol-Gruppe **73**
onkotischer Druck **32f**
Orbital 11ff
– Modell 11
Ordnungszahl **2ff**, 8, 10, 12
organische Base **119**
– Chemie 21, **67ff**
Osmose **28ff**
osmotischer Druck 28f
Oxalate 46, 76
Oxalsäure 76
Oxidation **19**, **40**
– β- **111**
– biologische 57, **86f**

P
Paraprotein 106
Parathormon 54f, 100
Pentan 70
Pentanol 70
Penten 70
Pentin 70
Pentyl-Gruppe 70
Pentose 79
Pepsin 131
Peptidbindung 94, 133
perinucleärer Raum 1f, 9ff
Periode **13**
Periodensystem der Elemente 3, **8ff**
Pflanzenschutzmittel **135f**
Phasenbegriff **27**
Phenol **73f**
Phenylalanin 93
Phosphat 125
Phosphor **13**
Phosphorsäureester 136
pH-Wert **44ff**
Plasmocytom 106f
Platinwolle 38
polare Lösungsmittel 23, 51
polarisiertes Licht 81
Polyacrylnitril 132
Polyadditionsprodukt **132**
Polyamide 133
Polyester 133
Polyethylen 71, 132
Polykondensation **41**, 43, 119, **132**
Polykondensationsprodukte 132
Polymerisate des Formaldehyd 133
Polymerisation **41**
Polymerisationsprodukt **132**

Polynucleotid **119ff**
Polypeptid **94**, 131
Polysaccharid **83**
Polystyrol **132**
Polyvinylchlorid **41f**, 71, 132
Porphyrinring 94
Primärstruktur 96, 121
Progesteron 113
Prolin 93
Propan 70, 79
Propanol 70, 73
Propen 70
Propin 70
Propyl-Gruppe 70
Protein **96ff**, 121
– basisches 119
– Eigenschaften 96
– Klassifizierung 99
– Struktur 96f, 121
– Synthese 94
– Trennmethoden 101ff
Prothrombin 104
Proton **1ff**, 8f
Pufferkapazität 49
Puffersystem **47ff**
Pufferwirkung 49
Purinbase 94, **120**
– Abbau 123
Pyrimidinbase 94, 120
Pyruvat **85ff**

Q
Quant s. Energiequant 10
Quartärstruktur 96, 98, 121
Quecksilber 13, **61f**

R
Radioaktivität 6
– Isotop **3ff**
– Strahlung, Zerfall 4f
Radioimmunoassay 6
Radionuklid 4
Radium 13
Radon 13
Reaktionsgleichung **37**
Reaktionstypen **38ff**
Redoxreaction **40**
Reduktion **40**
Reduktionsprobe 81
Resistenz 99
Resorption s. Absorption 84, 131
Ribonucleinsäure (RNA) **120**
– mRNA, tRNA 122
Ribose **81**, 119
Ribosomen 94
RNA s. Ribonucleinsäure 120
Röntgenkontrastmittel 55, 56, 60
Rohrzucker s. Saccharose **82**

S
Saccharose **82**
Salz **76**
Salzbildner s. Halogene 18, **59ff**
Salzsäure **45**, 59
Sauerstoff 13, **21**
Säure **45**
– schwache, starke 45, 47
Säure-Basen-Haushalt **47f**
Sättigungswert 130
Schalenmodell **9f**
Schilddrüsen-Carcinom 6
– Diagnostik 5
– Hormon 5, **60**, 72, 95, 100
Schmierseife 134
Schwefel **13**
Schwefelwasserstoff 135
Sehvorgang 134
Seife 76
Sekundärstruktur 96, 121
semipermeable Membran 28
Serin 92
Serotonin 95
Serumprotein **32**, 100
Sexualhormon 113
Sichelzellanämie 99
Sichelzelle 99
Silber 13
Spektroskopie **10**
– Absorption, Emission 10f
spezifisches Gewicht **33**
Spurenelemente **52ff**, 63
Stärke **83**, 131, 133
Steroidhormon 113
Stickstoff 4, **13**, 74
– Gruppe 18
Stoffverteilung **26**
Strontium 13, **54**
Strukturformel **22**, 24
Styrol 132
Substitutionsreaktion **39**
Substrat 6, **63f**
Summenformel **22**, 24
Suspension 26f
Szintigraphie 6

T
Teilchenmasse 31
Tertiärstruktur 96, 121

Tetrachlorkohlenstoff 39, 73
Tetrachlormethan s. Tetrachlorkohlenstoff 73
Tetrafluorethan 132
Tetraiodthyronin (T_4) 60, 72, 95
Tetrose 79
Thalassämie 98
Thallium **62**
Thermoplaste 132
Thoriumoxid 137
Thymin 120f
Thyroxin s. Tetraiodthyronin 60, 72, 95
Thyroxin-bindendes Globulin 104
toxische Substanzen **61ff**
Transaminase 95
Transferrin 57, 104
Transsudat 33
Traubenzucker s. Glucose 31, **80**
Trichlormethan 73
2,2,2 Trifluor-1-chlor-1-brom-ethan 73
Triglyceride **110ff**
Triiodmethan 73
Triiodthyronin (T_3) 60, 72, 95
Triose 79
Triplett **120f**
Tritium 4
tRNA s. Ribonucleinsäure 122
Trypsin 131
Tryptophan 93, 95
Tyrosin 93, 95

U
Übergangselemente **18**
Übergangsmetalle **55**
ungesättigte Fettsäuren 110
– Kohlenwasserstoffe 70
Unit 65
Unordnung s. Entropie **28**
unpolar 110
Uracil 120f
Uricostatika 124
Uricosurica 124

V
Valin 92
vegetarische Kost 129
Verdauung 84, **131**
Verdauungsenzyme, Wirkung 131
Vinylchlorid s. Monochlorethen 41, **71**, 132, 137
Virusinfektion **122**f
Vitamine 127
– A 109, 134
– B_{12} 59
– D 54f, 109
– E, K 109

W
Waschmittel **134f**
Wasser **22f**, **51ff**
– Molekül 21f
– Härte 134
– Schmelzpunktverschiebung 51
– Siedepunktverschiebung 51
Wasserstoff 1ff, 8, 13, 21
– Brückenbindung 18, **21f**, 120
Wasserzersetzungsapparat 37f
Wertigkeit **22**
Wertigkeitsstufe 40
Wirkungsoptimum 64

X
Xanthin 123
Xanthinoxidase 123f
Xenon 13

Z
Zellzwischenraum 26, 32
Zink 13f, **59**
Zitronensäurecyclus s. Citronensäurecyclus **86f**
Zucker s. Kohlenhydrate **79ff**
Zweiphasensystem 27